Yoga für Einsteiger

Vielen Dank an Savitri Andrea Schultz (Yoga Vidya Hamburg), die mich auf einem Teil meines Yogawegs als Lehrerin und Kollegin begleitet hat und noch begleitet. Sie ist Inspiration und Vorbild zugleich, Yoga ganzheitlich zu leben.

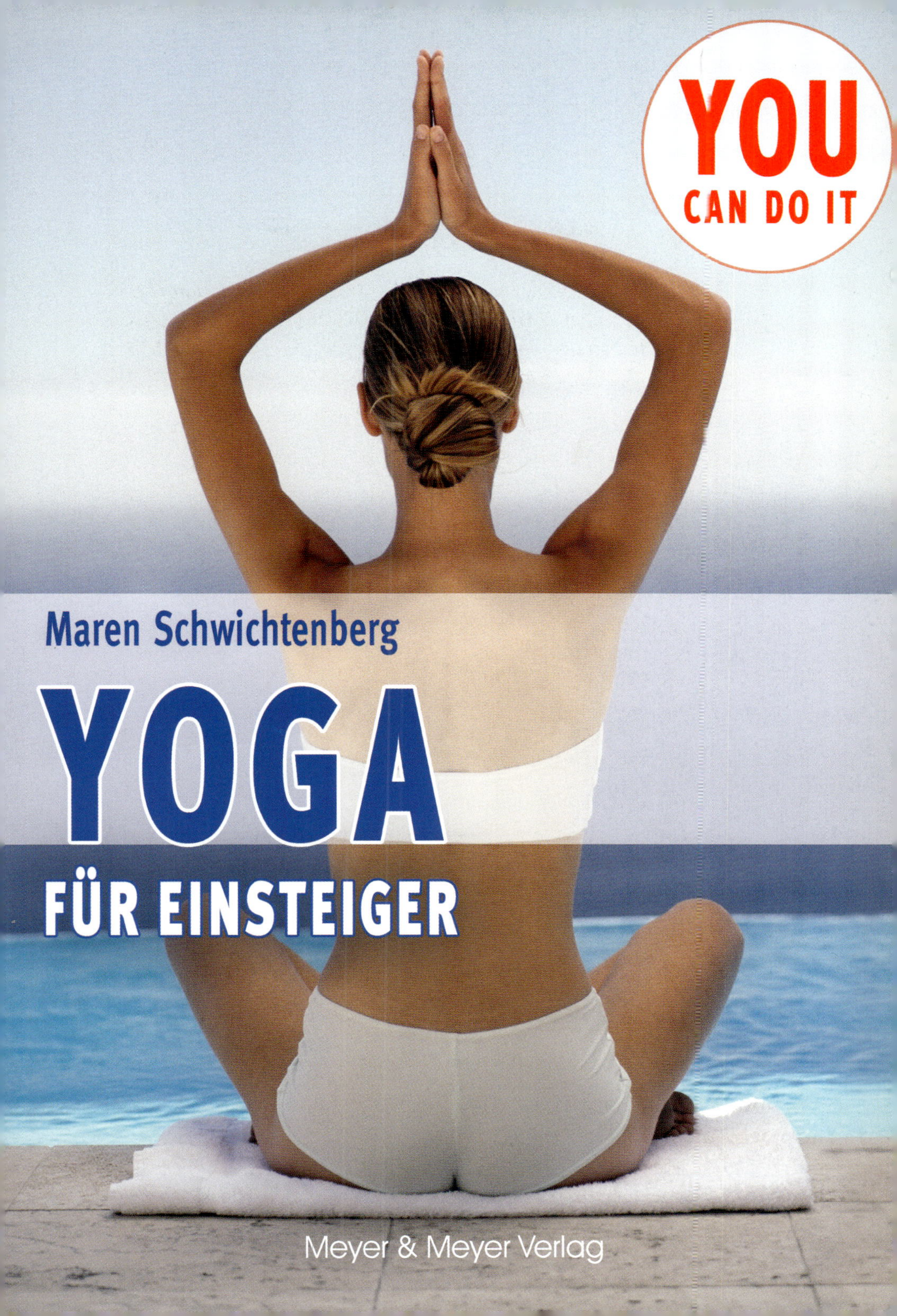

Maren Schwichtenberg

YOGA

FÜR EINSTEIGER

Meyer & Meyer Verlag

Yoga für Einsteiger

Bibliografische Information Der Deutschen Bibliothek
Die Deutsche Bibliothek verzeichnet diese Publikation in der Deutschen Nationalbibliografie; detaillierte bibliografische Daten sind im Internet über http://dnb.ddb.de abrufbar.

Adelaide, Auckland, Budapest, Graz, Johannesburg, New York,
Olten (CH), Oxford, Singapore, Toronto
Member of the World
Sportpublishers' Association (WSPA)
Druck: B.O.S.S Druck und Medien GmbH, Kleve
ISBN 10: 3-89899-198-9
ISBN 13: 978-3-89899-198-8
E-Mail: verlag@m-m-sports.com
www.dersportverlag.de

Inhalt

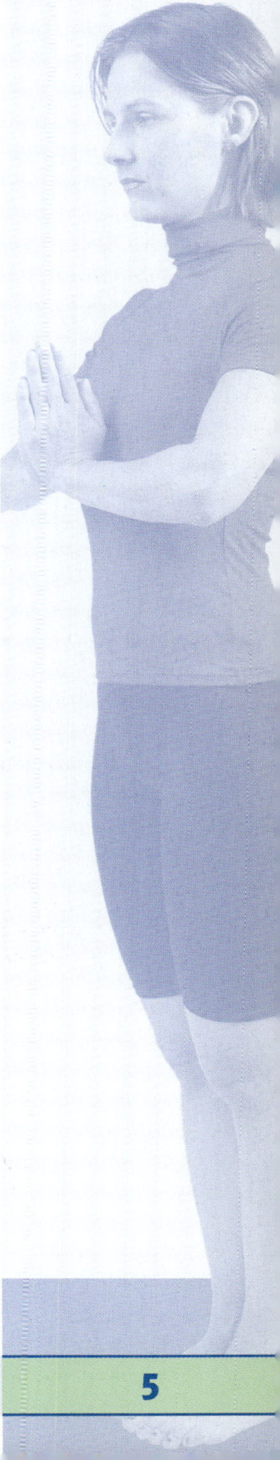

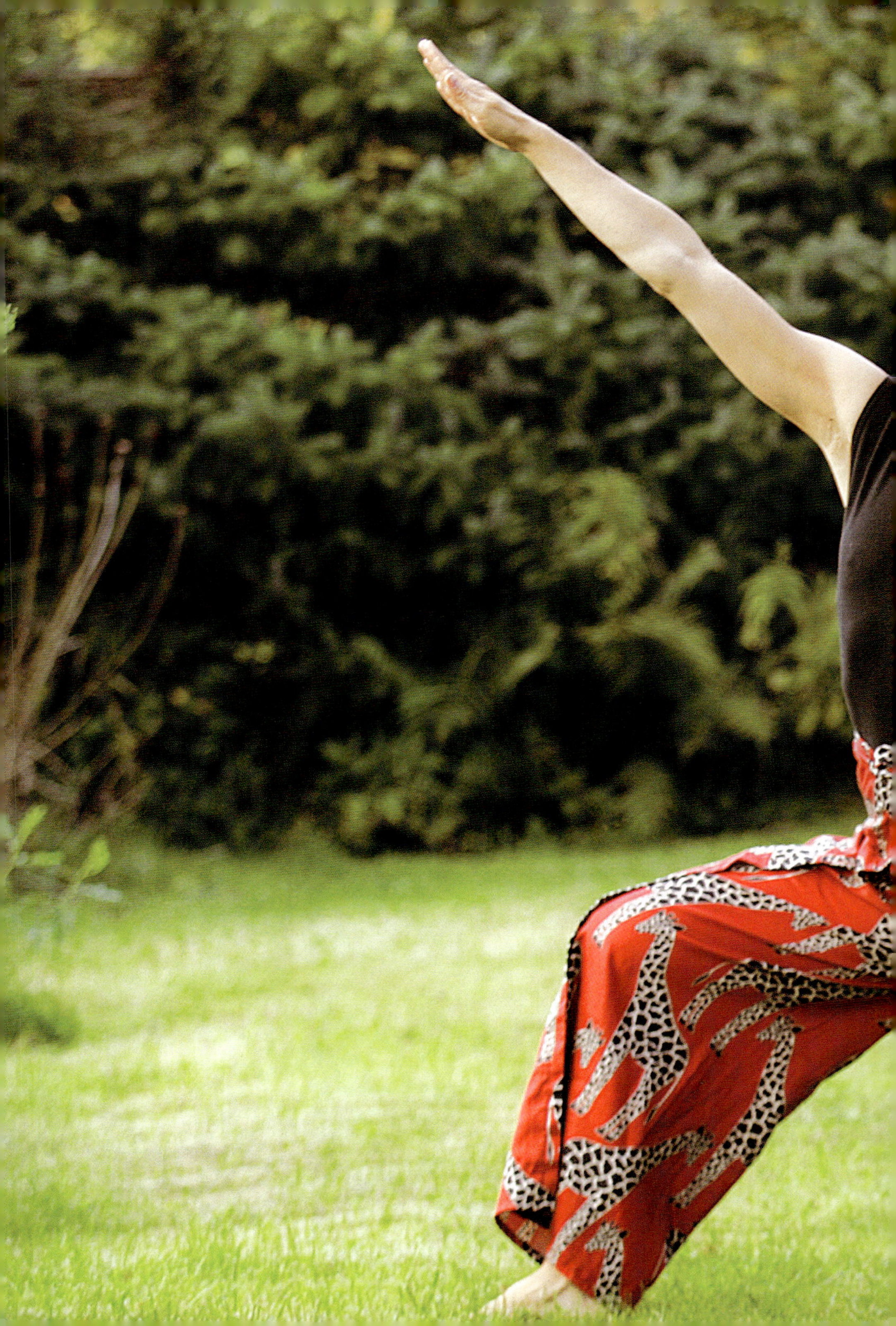

Vorwort

Yoga findet hierzulande eine weite Verbreitung. Die nun schon über viele Jahre anhaltende Entwicklung zeigt, dass mehr dahinter steckt als eine bloße Modeerscheinung.

Wichtig dabei ist, dass Yoga ernsthaft und mit Hintergrundwissen weitergegeben und unterrichtet wird. Damit daraus nicht eine oberflächliche Gymnastik wird, vermittelt dieses Buch eine kompetente Anleitung. Einsteiger können Yoga ganzheitlich begreifen und korrekt ausführen, ohne sich dabei zu überfordern. Die einzelnen Asanas (Körperstellungen) werden durch präzise Fotos anschaulich dargestellt und einprägsam erläutert. Weil auch Einsteiger durchaus unterschiedliche Voraussetzungen mitbringen, werden zahlreiche Variationsmöglichkeiten vorgeschlagen. Vorbereitende Übungen ermöglichen einen sanften und planvollen Einstieg in die Yogastunde.

So können auch mehr oder weniger bewegliche bzw. kräftige Personen gleichermaßen mit Spaß und persönlichem Erfolg üben.

Die Kapitel Atmung, Entspannung und Meditation zeigen deutlich, wie Anspannung und Entspannung miteinander kombinierbar sind. Auf diese Weise können sich bereits Einsteiger trotz der vielleicht manchmal anstrengenden Übungsausführung gleichzeitig entspannen.

In diesem Buch wird die Rishikeshreihe beschrieben. Dies ist eine sehr wirksame Abfolge von Yogaübungen, wie sie bei Yoga Vidya gelehrt wird. Yoga Vidya ist das größte Yogaausbildungsinstitut Europas mit dem Hauptsitz in Horn-Bad Meinberg und einem eigenen Yogalehrerverband (BYV).

Damit hat der Leser einen guten Leitfaden, um sich in der Fülle der verschiedenen Asanas zurechtzufinden. Eine weitere Hilfe stellen die 10 Stundenbilder für Einsteiger sowie die speziellen Trainingsprogramme dar.

Ich freue mich, dass Maren Schwichtenberg, die im Haus Yoga Vidya ausgebildet wurde und inzwischen selbst Referentin der Yogalehrerausbildung ist, Yoga auf diese fachkundige Weise verbreitet.

An dieser Stelle möchte ich darauf hinweisen, dass selbst gute Bücher nicht die persönliche Betreuung, Einweisung und Korrektur eines erfahrenen Yogalehrers ersetzen können. Die Internetadressen im Schlussteil des Buches können hier sicher weiterhelfen.

Ich wünsche den Lesern viel Freude beim Üben und Erkennen und natürlich viel Wohlbefinden.

Sukadev Bretz
1. Vorsitzender Bund der Yoga Vidya Lehrer (BYV)
www.yoga-vidya.de

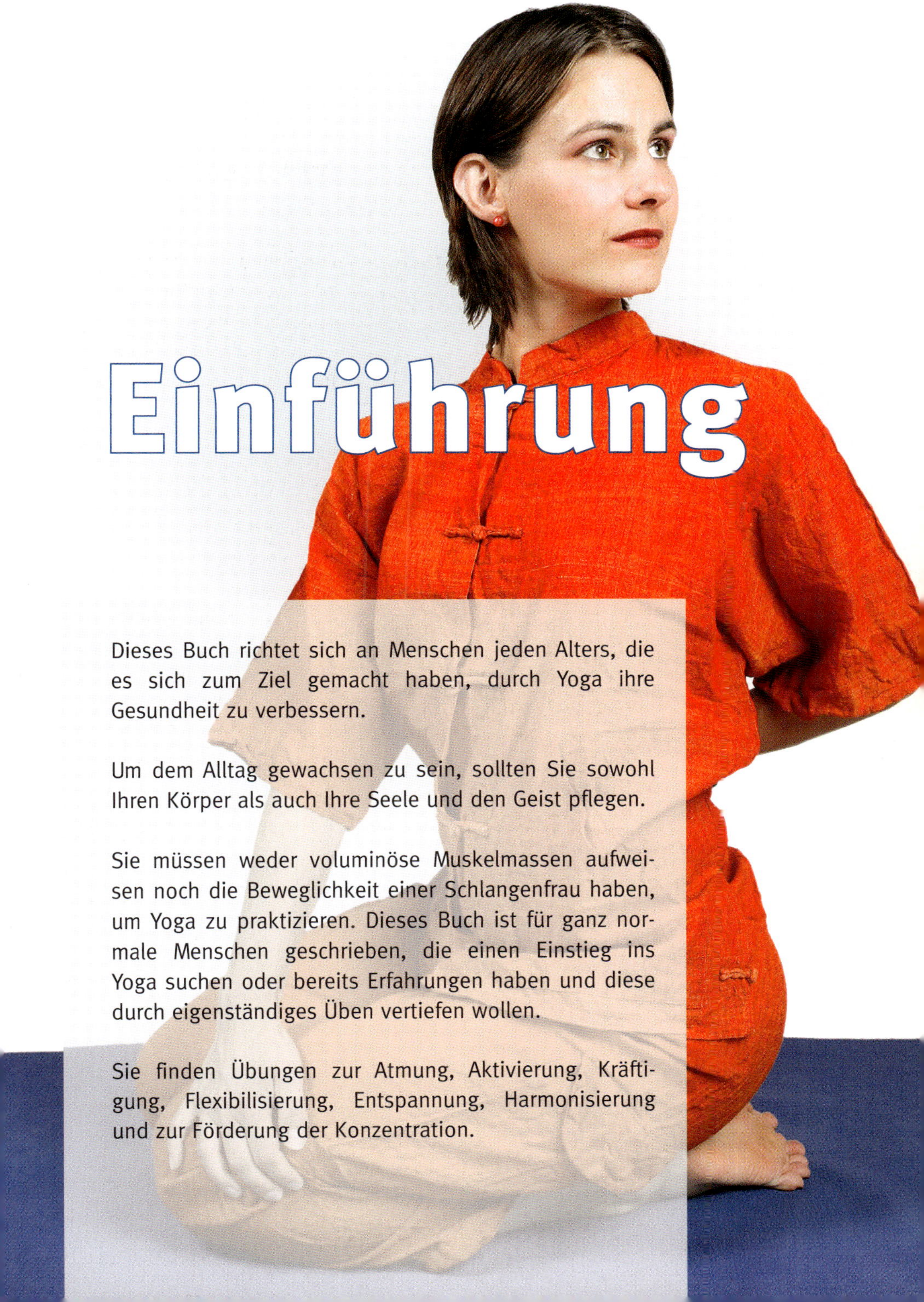

Einführung

Dieses Buch richtet sich an Menschen jeden Alters, die es sich zum Ziel gemacht haben, durch Yoga ihre Gesundheit zu verbessern.

Um dem Alltag gewachsen zu sein, sollten Sie sowohl Ihren Körper als auch Ihre Seele und den Geist pflegen.

Sie müssen weder voluminöse Muskelmassen aufweisen noch die Beweglichkeit einer Schlangenfrau haben, um Yoga zu praktizieren. Dieses Buch ist für ganz normale Menschen geschrieben, die einen Einstieg ins Yoga suchen oder bereits Erfahrungen haben und diese durch eigenständiges Üben vertiefen wollen.

Sie finden Übungen zur Atmung, Aktivierung, Kräftigung, Flexibilisierung, Entspannung, Harmonisierung und zur Förderung der Konzentration.

„Einsteiger“ wird in diesem Buch nicht zwangsläufig mit *unbeweglich* oder *wenig Kraft* gleichgesetzt. Vielmehr wird darauf Rücksicht genommen, dass noch keine tief greifenden Yogaerfahrungen vorliegen. Deshalb sind den Übungen genaue Erklärungen und Erläuterungen angefügt. So werden auch sportliche Einsteiger Spaß am Üben haben. Für diejenigen, die lange Zeit keine Bewegungs- und Körpererfahrungen gemacht haben, sind zahlreiche Variationsmöglichkeiten für einen sanften Einstieg beschrieben.

Dieses Buch zeigt, wie man sich durch eine korrekte Ausführung der Übungen sowie durch einen aufeinander abgestimmten Aufbau der Übungsfolgen die positiven Wirkungen der Stellungen für seine Gesundheit zu Nutze machen kann.

Experten auf dem Gebiet der körperlichen Fitness empfehlen Yogaübungen als Mittel zur seelischen Reinigung, zur Stärkung von Nerven und Muskeln und allgemein zur Verbesserung des Gesundheitszustands. Erreichen lässt sich mit Yoga sowohl ein längeres Leben als auch eine höhere Lebensqualität.

Die positiven Wirkungen des Yoga sind inzwischen in zahlreichen wissenschaftlichen Untersuchungen dokumentiert. Das hat auch die Krankenkassen überzeugt. Wer also regelmäßig Kurse von ausgebildeten und anerkannten Yogalehrern besucht, bekommt einen Teil der Kosten als Präventionsmaßnahme erstattet.

Lesen Sie im ersten Teil „Wissenswertes“, worauf Sie achten müssen, wenn Sie die Yogaübungen nicht präventiv nutzen möchten, sondern bei Ihnen bereits Bewegungs- bzw. Belastungseinschränkungen vorliegen.

In Teil A „Übungen Schritt für Schritt“ werden 48 Übungen mit anschaulichen Fotos dargestellt sowie in der Ausführung und Wirkung ausführlich beschrieben.

Zum Aufbau einer Yogastunde sind grundlegende Hinweise und 15 Stundenbeispiele für Einsteiger in Teil B „Trainingsprogramme“ aufgelistet.

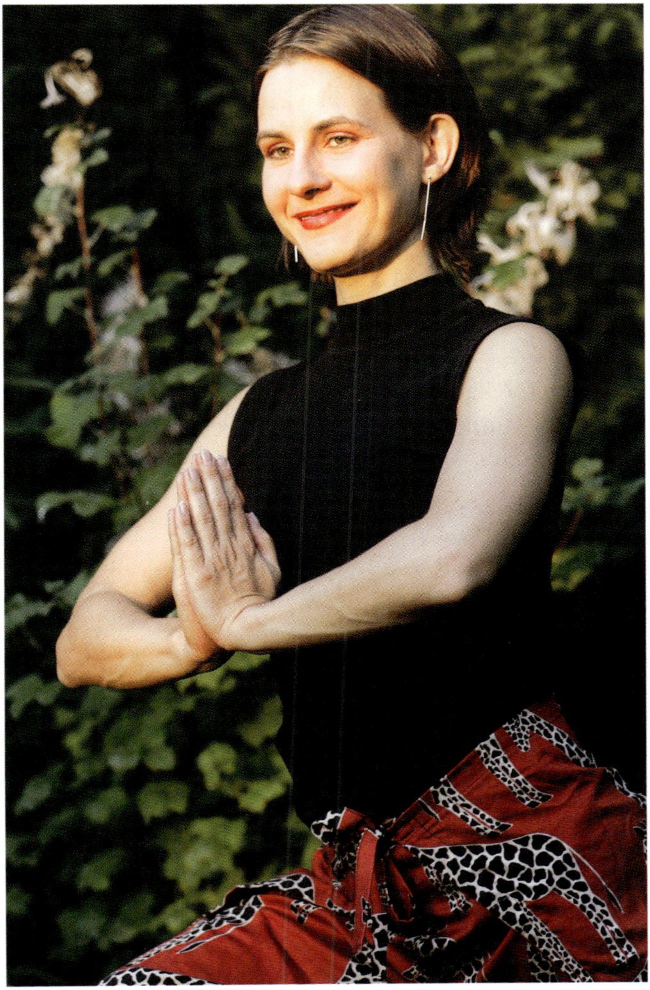

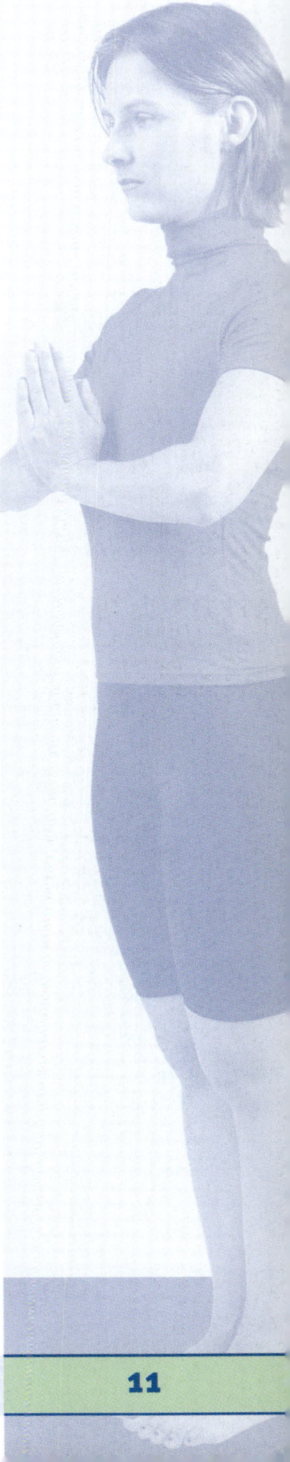

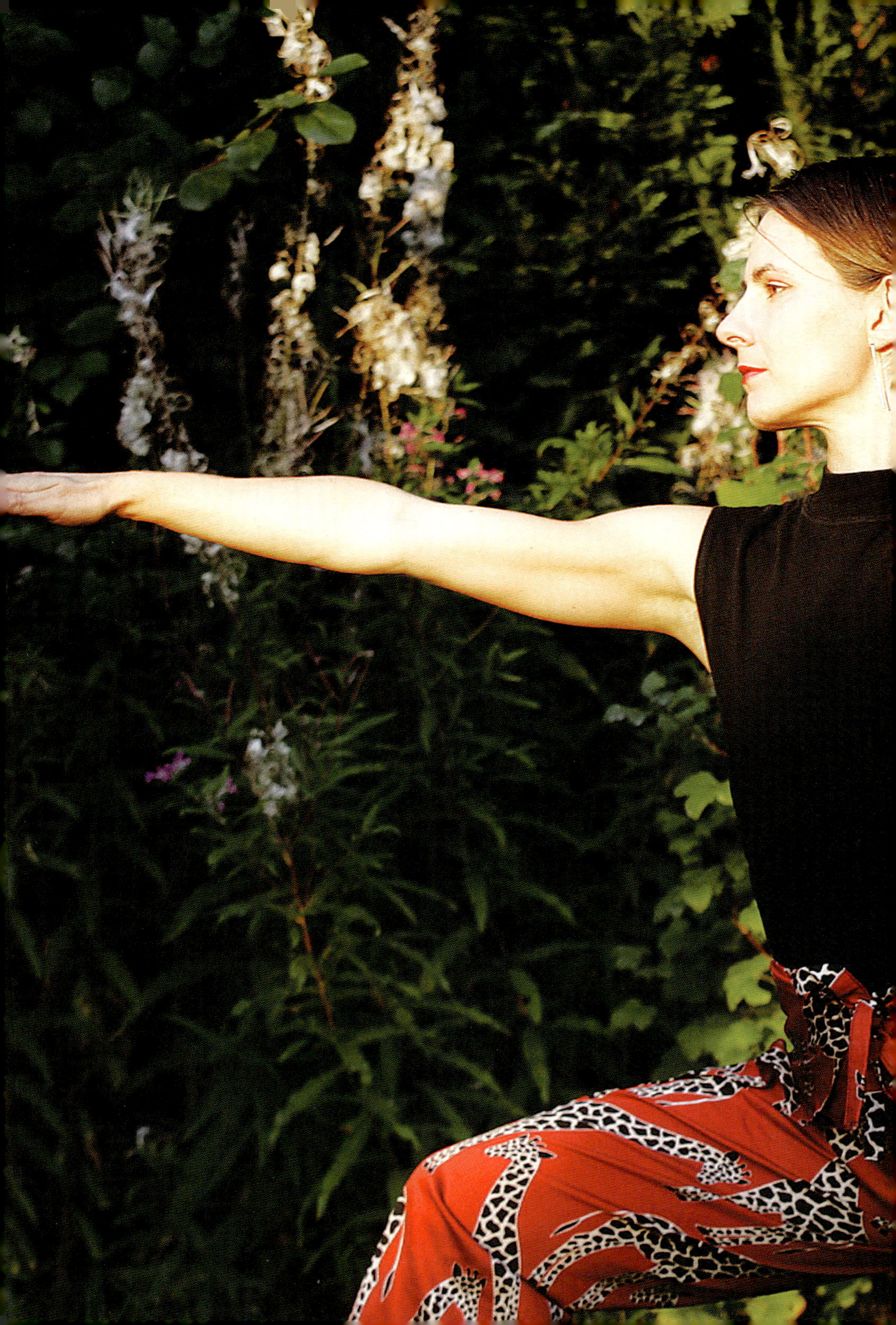

Yoga – Wissenswertes

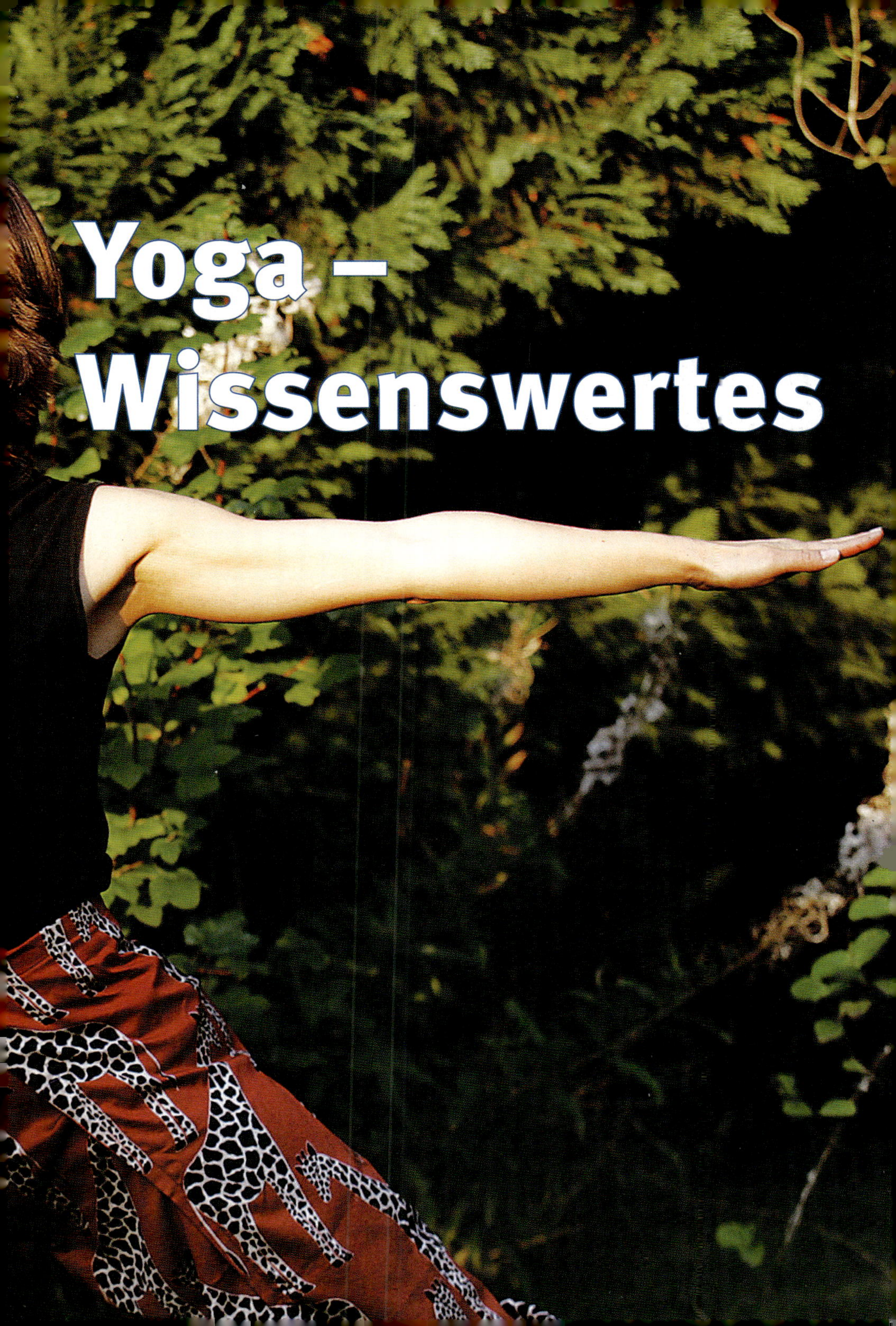

Yogaarten

Yoga steht für mehr als eine entspannende oder energetisierende Übungsstunde. Es geht weit über körperliche Wirkungen hinaus. Innere Zufriedenheit, Glücksgefühle, Einsicht und Verstehen um die Dinge des Lebens gehören u. a. dazu.

Es gibt viele verschiedene Yogawege, um zu dieser Harmonie mit sich selbst zu gelangen. Das höchste Ziel eines Yogis ist die Erleuchtung (Samadhi), indem er sein innerstes Selbst erkennt und damit frei von äußeren Einflüssen ist. Einer dieser Wege dahin ist das Raja-Yoga, das Yoga der Meditation. Um sich unbeweglich und konzentriert in einem Meditationssitz aufrecht zu halten, bedarf es einiger Körperübungen. Und so ist das Hatha-Yoga entstanden, eine Verbindung aus körperorientierten Stellungen (Asanas) und Atemübungen (Pranayama). Denn nur mit einem gesunden Körper und einem ruhigen Atem lässt sich der schwierige Pfad der Meditation beschreiten.

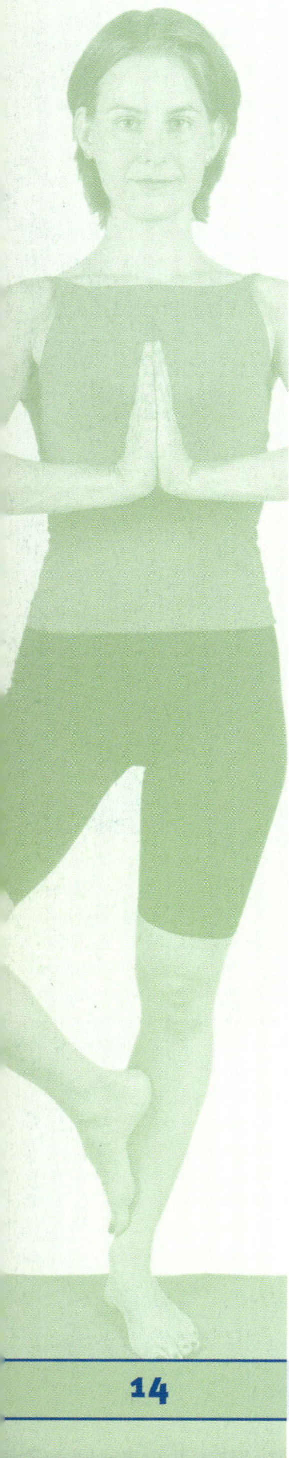

Geschichte

Der Yogaweg ist bereits vor mehreren tausend Jahren in Indien entstanden. Daher sind die Namen der verschiedenen Übungen auch alle in Sanskrit, der ältesten indischen Sprache. Yoga lässt sich mit „Einheit“ bzw. „Harmonie“ übersetzen.

Eine Silbe im Sanskrit lautet „Om“ (gesprochen „Oooohm“). Es wird auch als Urklang bezeichnet. Es wird oft am Anfang und am Ende einer Yogastunde gesungen, um Körper und Geist in Einklang zu bringen.

Yogameister

Swami Sivananda (1887-1963) und Swami Vishnu Devananda (1927-1993), zwei bekannte indische Yogameister, haben nach alten Traditionen eine Hatha-Yoga-Unterrichtsreihe zusammengestellt, die sie auf westliche Bedürfnisse abgestimmt haben, die Rishikeshreihe. Swami Vishnu Devananda war einer derjenigen Yogameister, die Yoga in den Westen (USA, Kanada, Europa) gebracht haben.

Hatha-Yoga

„Ha“ bedeutet Sonne und „Tha“ bedeutet Mond. Die Yogis bezeichnen damit zwei wichtige Energien, die jedem Menschen innewohnen. Die Mondenergie steht für die weibliche, gefühlsbetonte, intuitive Kraft und die Sonnenenergie steht für die männliche, analysierende, nach außen gehende Kraft.

Elemente des Hatha-Yoga

Zu den Grundlagen des Yoga gehören folgende Punkte:

1. Körperübungen (Asanas),
2. Atmung (Pranayama),
3. Entspannung (Shavasana, Yoga Nidra) und
4. positives Denken und Meditation.

Die Wirkungsweisen der Asanas gehen über die körperlichen Aspekte hinaus und haben, vor allem bei längeren Haltezeiten und in Verbindung mit der Atmung und Konzentration, Auswirkungen auf Energiezentren (Chakren) und Energiekanäle (Nadis), ähnlich den Meridianen aus der traditionellen chinesischen Medizin (TCM). Während wir in der Funktions- oder Wirbelsäulengymnastik häufig die Wirkungen auf Muskeln und Gelenke betonen, so wirkt

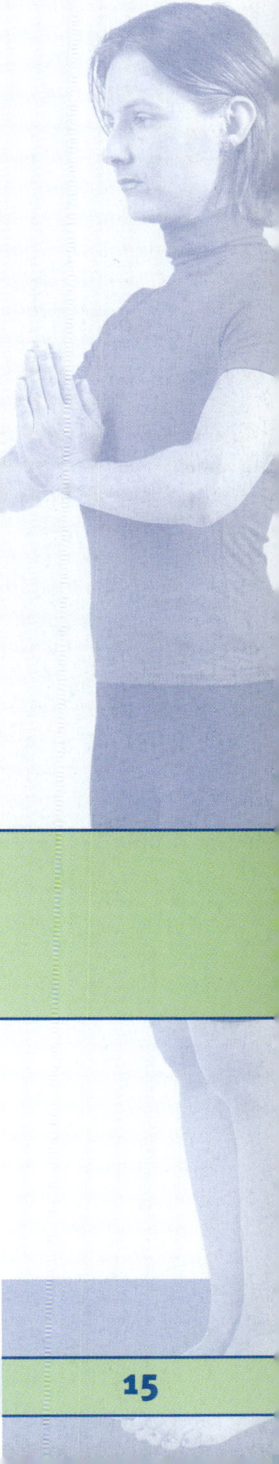

Yoga vielmehr auch auf die Organe und damit den Stoffwechsel im ganzen Körper. Körpereigene Prozesse lassen sich mithilfe der Übungen anregen und harmonisieren.

Entspannungs- und Meditationsübungen bereiten auf die Yogastunde vor bzw. beschleunigen die Regeneration der Energien nach der Stunde. Ebenso wirken sie beruhigend auf den Geist und bringen die geweckten Energien in Einklang miteinander. Somit wirken die Übungen dieses Buches ganzheitlich auf den Yoga-praktizierenden (Yogi).

Yoga heute

Die Anforderungen an einen modernen Menschen verlangen sowohl in der Arbeitswelt als auch in der Familie eine hohe Flexibilität, Anpassungsvermögen, eine große Leistungsbereitschaft und das bei zunehmendem Tempo. Gleichzeitig spezialisieren und differenzieren wir uns immer stärker. Oft wird der eigene Körper vernachlässigt und erst bei ernst zu nehmenden Krankheiten beachtet. Um in dieser Welt gesund zu bleiben, verstärkt sich der Wunsch, eine innere Erfahrung von Einheit zu machen, immer mehr. Dahinter steht oft die Intention, den Geist zur Ruhe kommen zu lassen und dem Körper einen Ausgleich zum alltäglichen Dauersitzen zu ermöglichen.

Im Yoga gibt es durch die Halteübungen genügend Zeit, den eigenen Körper wahrzunehmen. Im Yoga lernen Sie, Ihre Muskeln effektiv einzusetzen, nur da anzuspannen, wo auch wirklich Spannung benötigt wird. Durch die Harmonisierung von Atmung und An- bzw. Entspannung folgt der Körper seinem eigenen Rhythmus.

Yoga bietet im wahrsten Sinne des Wortes Raum und Zeit für eine persönliche Entfaltung.

Achtung – das sollten Sie beachten

- Besprechen Sie Ihr persönliches Yogaprogramm mit einem Arzt, Physiotherapeuten bzw. Yogalehrer, wenn Sie kürzlich operiert wurden, an akuten oder chronischen Erkrankungen leiden. Ebenso bei Verschleißerscheinungen, Prothesen oder Bewegungseinschränkungen.
- Verzichten Sie auf Umkehrstellungen bei Bluthochdruck, Erkältungen und Rückenverletzungen.
- Führen Sie keine Drehbewegungen und kein Rückbeugen bei akuten Bandscheibenvorfällen aus.
- Schmerzen sind ein ernst zu nehmendes Warnsignal. Yoga kann auch mal anstrengend sein oder die Beweglichkeit stark fordern. Es dürfen aber niemals dabei Schmerzen auftreten.
- Besprechen Sie sich mit einem Yogalehrer oder lesen Sie hierzu eigene Fachliteratur, wenn Sie schwanger sind.

Tipps:

- Üben Sie nie direkt nach dem Essen.
- Tragen Sie bequeme Kleidung.
- Benutzen Sie je nach Übung eine weiche, warme oder eine rutschfeste Unterlage.
- Nehmen Sie sich Zeit. Beugen Sie Störungen vor.
- Üben Sie konzentriert und achtsam. Bemerken Sie Ihren Körper. Seien Sie sich zu jeder Zeit Ihrer Atmung bewusst. Üben Sie, so oft es geht, mit geschlossenen Augen, das fördert die Innenwahrnehmung.
- Benutzen Sie Hilfsmittel (Stuhl, Kissen, ...), wenn Sie die Grundübung sonst nicht angemessen durchführen können.

Das können Sie durch Yoga erreichen

Auf körperlicher Ebene

- Blutdruck senken,
- Lungenkapazität erhöhen,
- Stärkung der Nerven,
- Stärkung der Muskeln,
- Vergrößerung der Beweglichkeit,
- Abbau von Verspannungen,
- Verringerung von Schmerzen,
- verbesserte Immunabwehr,
- bessere Verdauung und
- Alterungserscheinungen verzögern sich durch verbesserten Stoffwechsel.

Auf geistiger Ebene

- verbesserte Konzentration,
- größere Bewusstheit,
- stärkere Eigenverantwortung und
- größere Flexibilität.

Auf seelischer Ebene

- Geduld,
- Zufriedenheit,
- Gelassenheit,
- Ausgeglichenheit,
- innere Ruhe und
- Selbstvertrauen.

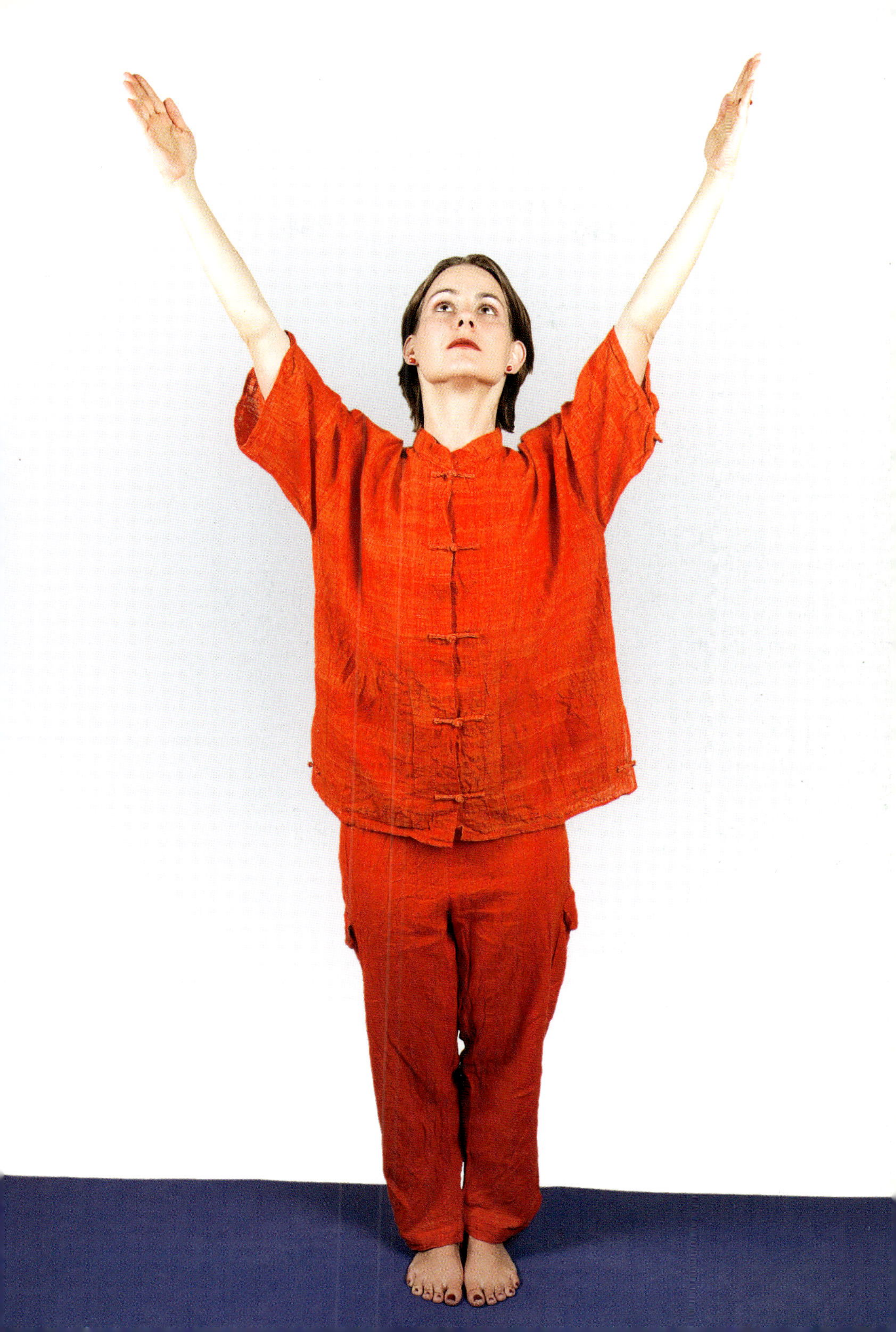

1 Atmung

Eine Vielzahl von Steuersystemen sowie innere und äußere Einflussfaktoren sind an der Atemregulation beteiligt. Der Atemrhythmus, die -tiefe und die -frequenz passen sich den Umständen an, wie viel Sauerstoff die Muskeln oder das Gehirn benötigen. Rezeptoren im Blut und in den Lungenbläschen nehmen Bedarfsdefizite wahr. In Ruhe atmen Sie ca. 12-16 x in der Minute.

In der Entspannung bzw. der Meditation kann die Atemzugfrequenz bis auf vier Atemzüge pro Minute sinken, wenn Gehirn und Muskulatur auf Ruhe und Erholung umgestellt sind.

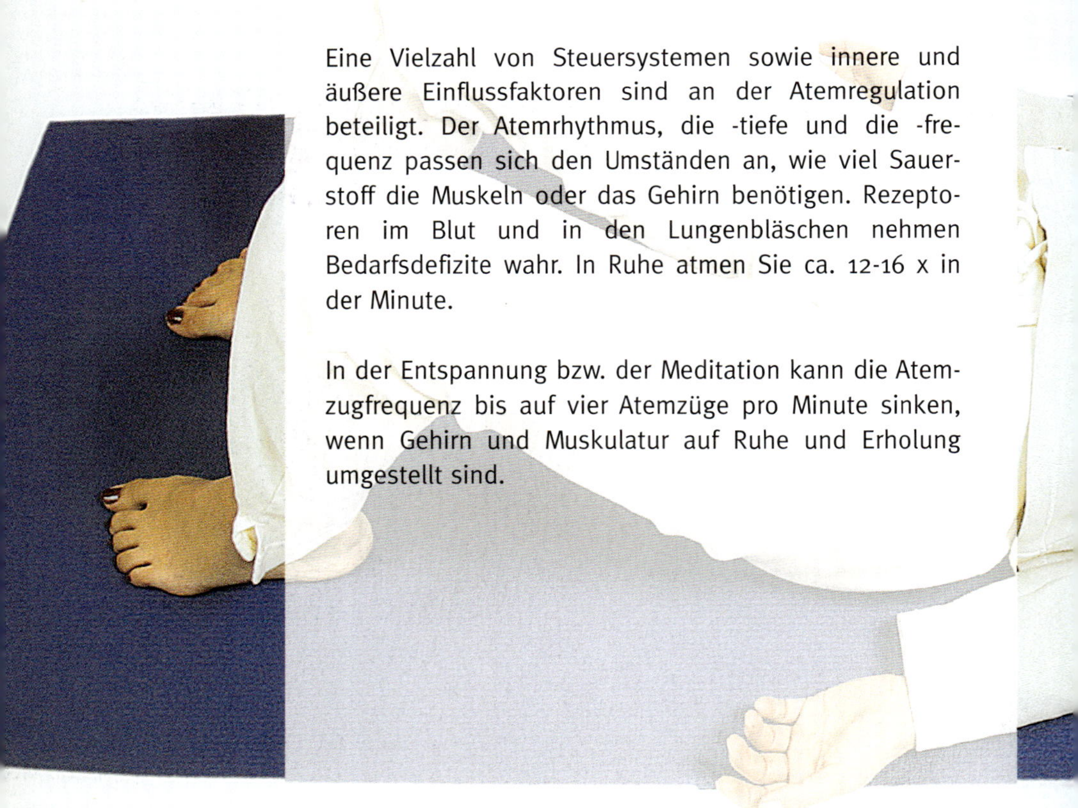

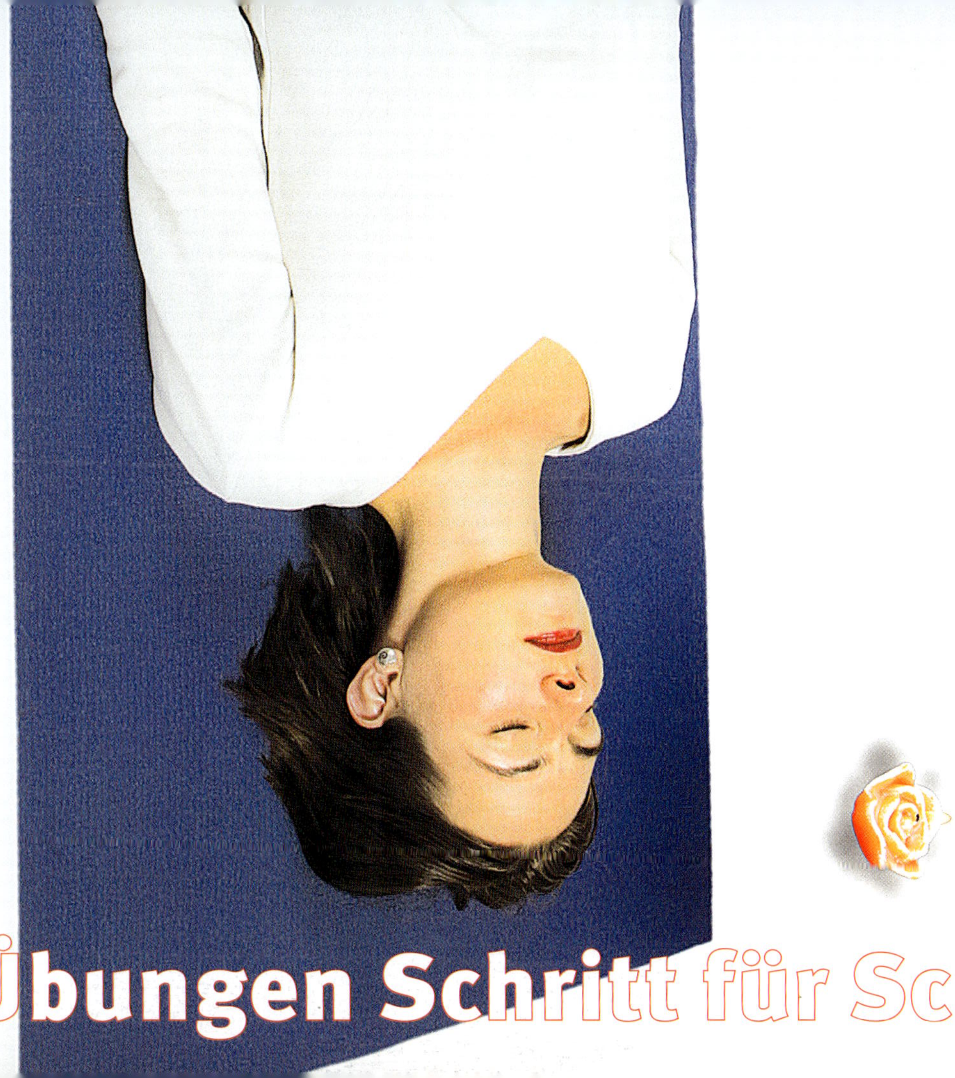

A Übungen Schritt für Schritt

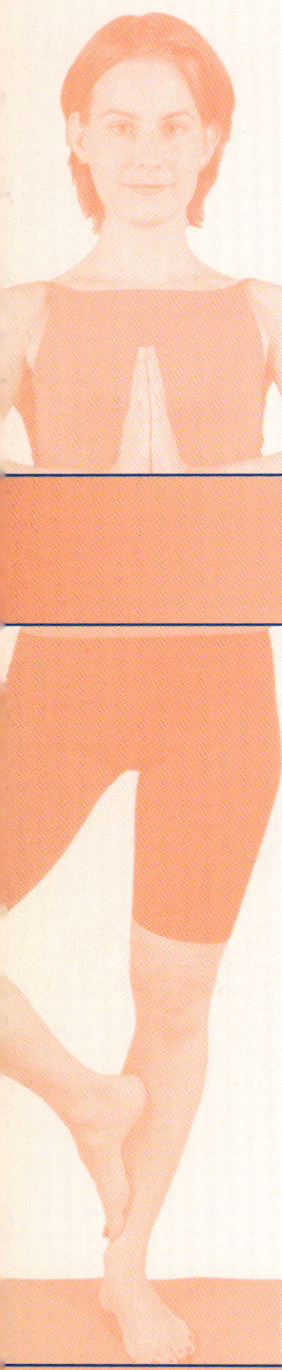

Nasenatmung

Die natürliche Atmung ist die Nasenatmung. Der Mensch atmet im rhythmischen Seitenwechsel. Chronobiologische Untersuchungen zeigen, dass alle paar Stunden ein Seitenwechsel stattfindet. 80 % der Atemluft strömt dann durch ein Nasenloch.

Vorteile der Nasenatmung:

Die natürliche Verengung führt dazu, dass die Luft besser als bei der Atmung durch den Mund

- gereinigt,
- angefeuchtet und
- erwärmt wird.

Die Schleimhäute wirken wie ein Filtersystem. Atmen Sie daher immer durch die Nase ein und auch aus. In der Nasenhöhle liegen die Geruchsorgane. Hier werden angenehme oder unangenehme Gerüche registriert und wirken sich auf die Psyche aus.

Wird das Aktivitätsniveau des Zwerchfells gesteigert, zum Beispiel durch den erhöhten Widerstand bei der Nasenatmung, kommt es auch zu anderweitigen positiven Auswirkungen, wie zum Beispiel der Unterstützung des venösen Rückflusses aus den Beinen.

Bauchatmung

Die Bewegung des Zwerchfells nach unten drückt bei der Einatmung Ihre darunter liegenden Organe mit nach unten, diese werden dadurch stimuliert. Dieser sanfte Pumpmechanismus fördert und aktiviert die Stoffwechselfunktion der an der Verdauung beteiligten Organe. Atmen Sie aus, hebt sich Ihr Zwerchfell und massiert dabei Ihr Herz. Zudem wird der Ruhenerv aktiviert. Bei der Yogi-Vollatmung strömt während der Einatemphase die Luft zunächst in den Bauch. Dann setzt sich die Bewegung über die Brust und die Schlüsselbeine fort. Besonders unter Anspannung, z. B. in anstrengenden oder ungewohnten Asanas (Stellungen), kann die Atmung flach werden. Hier gilt es, besonders auf eine tiefe, aber ruhige Atmung zu achten.

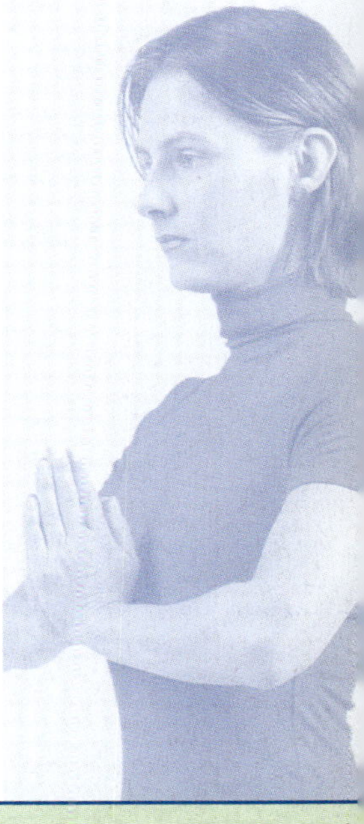

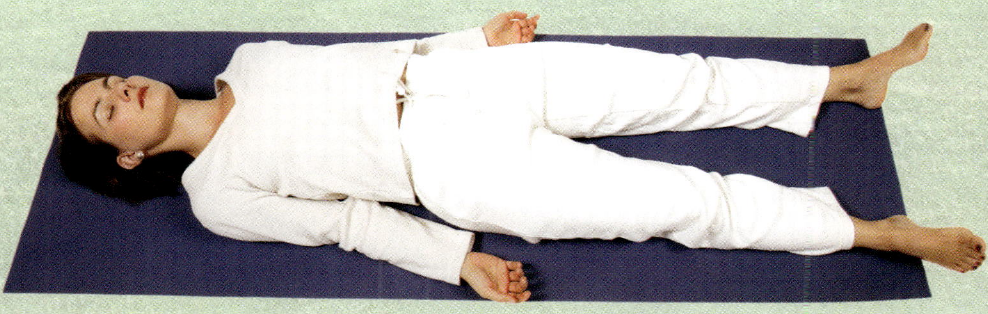

"Entspannungslage"

Beobachten Sie sich einmal selbst: Hebt sich beim Einatmen Ihr Brustkorb zuerst oder wölbt sich eher Ihr Bauch nach vorn? Man spricht dann von der Brust- bzw. Bauchatmung.

Atmung und Psyche

Die Atmung ist das Spiegelbild unserer Seele. Daher können die Befindlichkeit und die Wahrnehmung gleicher Atemübungen an verschiedenen Tagen unterschiedlich ausfallen.

Ihr Geisteszustand spiegelt sich in Ihrer Atmung wider. Die Atemkontrolle hilft Ihnen, auch Ihren Geist zu kontrollieren.

Die Atemphasen

Es gibt drei Phasen der Atmung: die *Einatmung*, die *Ausatmung* und, je nach Ent- oder Anspannung, eine mehr oder weniger lange *Atempause*.

Wenn Sie sich während der Atemübungen nicht wohl fühlen, Sie unter Schwindel, Übelkeit oder Kopfschmerzen leiden, unterbrechen Sie die Übungen. Wenn die Beeinträchtigungen trotzdem weiter anhalten, brechen Sie die Übungsfolge ab. Üben Sie nur, so lange Sie sich wohl fühlen.

Die Lungen aktivieren

1

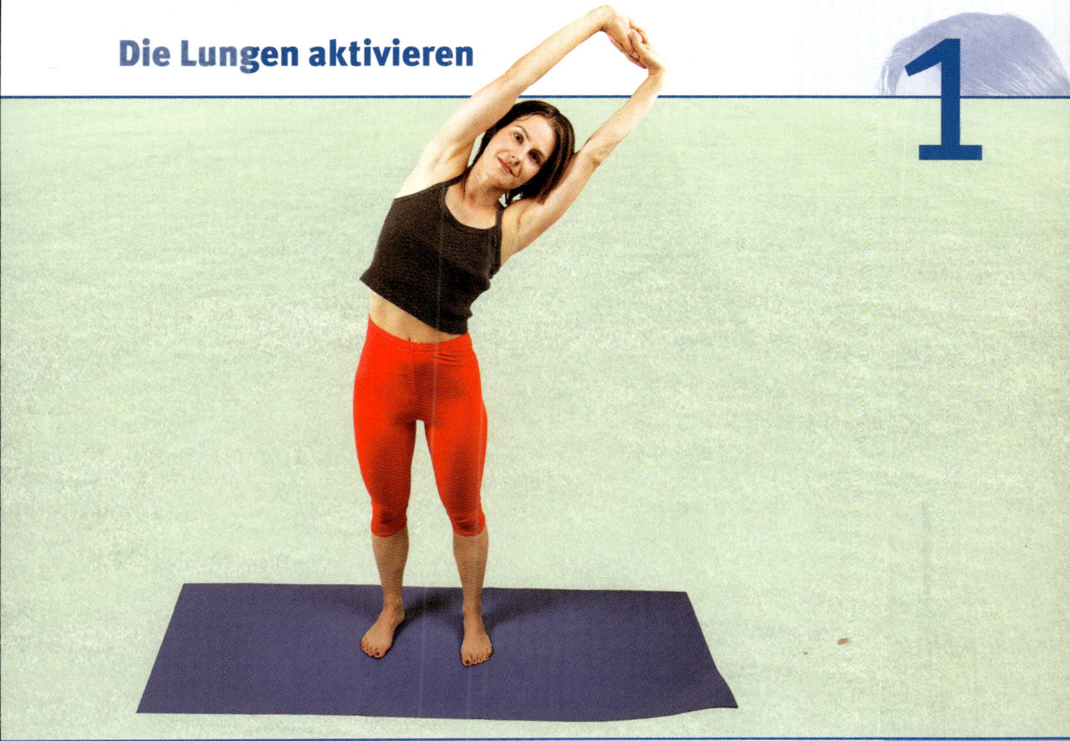

Heben Sie die Arme über die Seite in die Höhe. Die Handflächen zeigen nach oben. Atmen Sie während dieser Bewegung tief ein. Falten Sie oben Ihre Hände und halten Sie die Luft an. Strecken Sie Ihre Arme aktiv nach oben aus und neigen unter dieser Spannung Ihren Oberkörper einmal seitlich nach rechts und dann nach links. Kommen Sie wieder zur Mitte und atmen erst jetzt kontrolliert aus. Senken Sie dabei Ihre ausgestreckten Arme an der Seite nach unten.

- Stellen Sie sich beim Einatmen vor, Sie tanken mit dem Heben Ihrer Arme Energie.
- Beim Ausatmen strömt verbrauchte Luft und verbrauchte Energie heraus.
- Atmen Sie sowohl beim Ein- als auch beim Ausatmen durch die Nase.

2 Gorilla

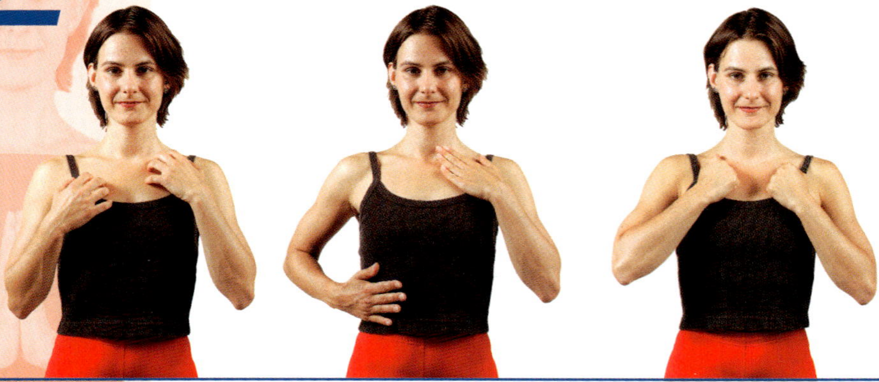

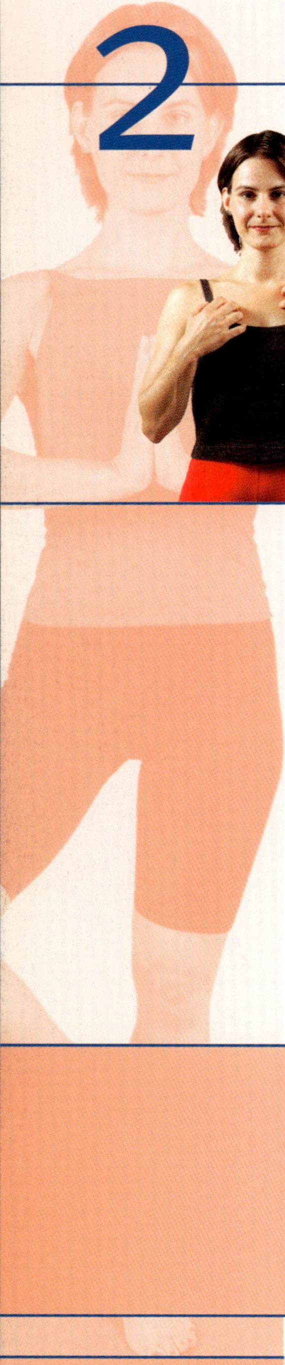

Atmen Sie tief ein und halten Sie die Luft an. Klopfen Sie mit Ihren Fingerspitzen Ihre Lunge ab. Wandern Sie dabei vom Brustbein am Schlüsselbein entlang nach außen. Klopfen Sie sich am Brustbein entlang nach unten und klopfen Sie auch den Rippenbereich und den Rücken ab. Wenn das Luftanhalten unangenehm wird, atmen Sie mit geschürzten Lippen stoßweise aus, bis die Lungen vollständig geleert sind. Beugen Sie sich dabei etwas vor. Halten Sie so die Luft einen Moment an und atmen durch die Nase wieder tief ein.

Beim zweiten Durchgang klopfen Sie Ihren Brustkorb mit der flachen Hand ab und beim dritten Durchgang mit der Faust.

- Atmen Sie vor dem Luftanhalten nur so tief ein, dass es Ihnen beim Abklopfen noch angenehm ist.
- Das Abklopfen regt die Durchblutung, den Stoffwechsel und die Lungentätigkeit an.
- Entspannen Sie beim Luftanhalten Ihr Gesicht, Ihren Hals und Ihren Kehlkopf.

Feueratmung - Agni Sara

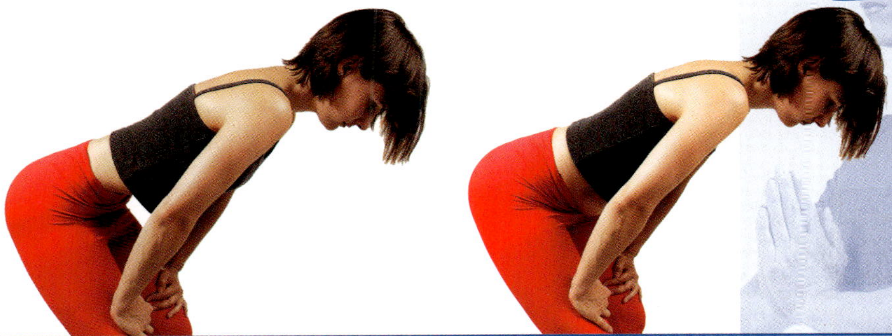

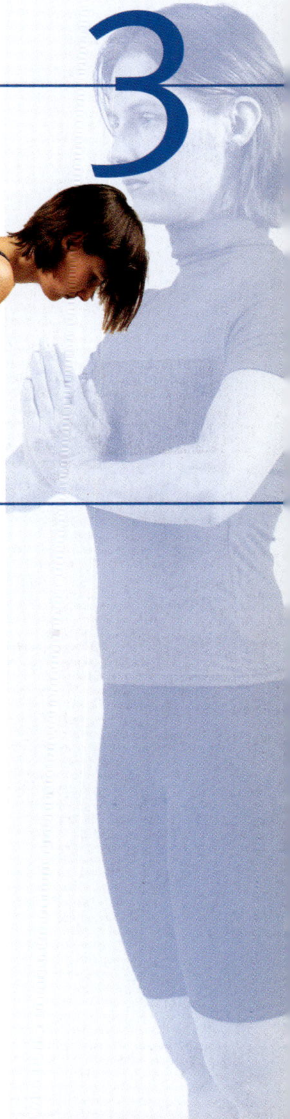

Atmen Sie tief ein, aus und nochmals ein. Stoßen Sie nun schnell so viel Luft wie möglich durch einen spitzen Mund hörbar aus und beugen Sie sich dabei nach vorne. Halten Sie Ihren Rücken gerade und stützen die Hände auf den Oberschenkeln ab. Ziehen Sie den Bauch hoch und nach innen. Halten Sie die Luft in ausgeatmetem Zustand an. Führen Sie eine Pumpbewegung durch, indem Sie möglichst schnell Ihren Bauch herausstrecken und wieder einziehen. Wenn Sie einen Einatemimpuls spüren, geben Sie ihm nach. Atmen Sie zügig, aber kontrolliert durch die Nase ein und richten Sie sich dabei auf. Atmen Sie noch 2 x ruhig tief aus und ein, bevor Sie die Übung noch 1-2 x wiederholen.

Diese Übung gibt Energie und regt die Verdauung an. Sie können die Wirkung noch steigern, indem Sie morgens ein halbes Glas lauwarmes Wasser trinken und dann diese Übung nüchtern durchführen.

4

Wechselatmung – Anuloma Viloma, Nadi Shodana

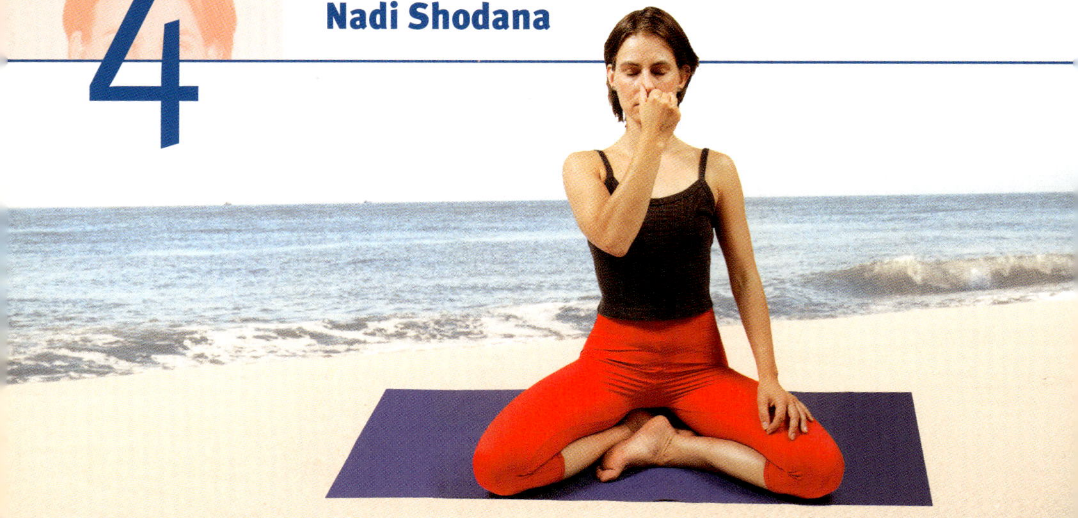

Atmen Sie zur Vorbereitung 2 x etwas tiefer aus und ein. Verschließen Sie im Wechsel mit dem Daumen der rechten Hand Ihr rechtes Nasenloch und mit dem Ringfinger Ihr linkes Nasenloch. Winkeln Sie Ihren Zeige- und Ringfinger an. Atmen Sie immer durch das gleiche Nasenloch wieder ein, durch das Sie gerade vorher ausgeatmet haben und atmen dann durch das andere Nasenloch wieder aus. Zählen Sie beim Einatmen bis vier, beim Ausatmen im gleichen Tempo bis acht. Atmen Sie ca. 10 x hin und 10 x her.

- Die Wechselatmung hilft, die Atmung unter Kontrolle zu bringen und die Nasendurchgänge zu öffnen. Diese Atemübung hilft gegen Allergien, Heuschnupfen und Asthma und wirkt vorbeugend gegen Erkältungskrankheiten.
- Emotionale Ungleichgewichte werden umgewandelt in das ruhige Gefühl der Stärke und Kraft.
- Sonnen-(Aktivität) und Mondenergien (Ruhe) werden harmonisiert.

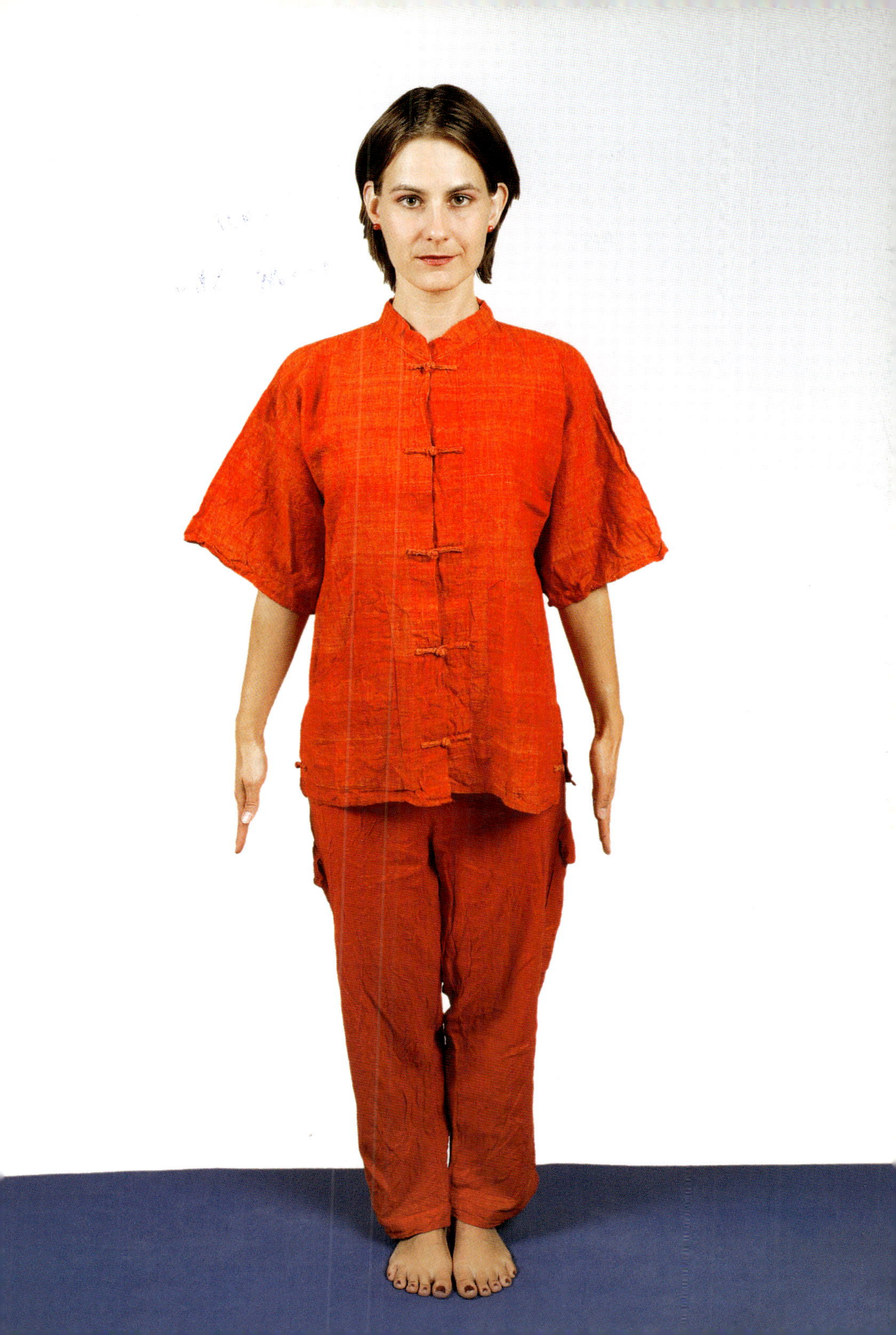

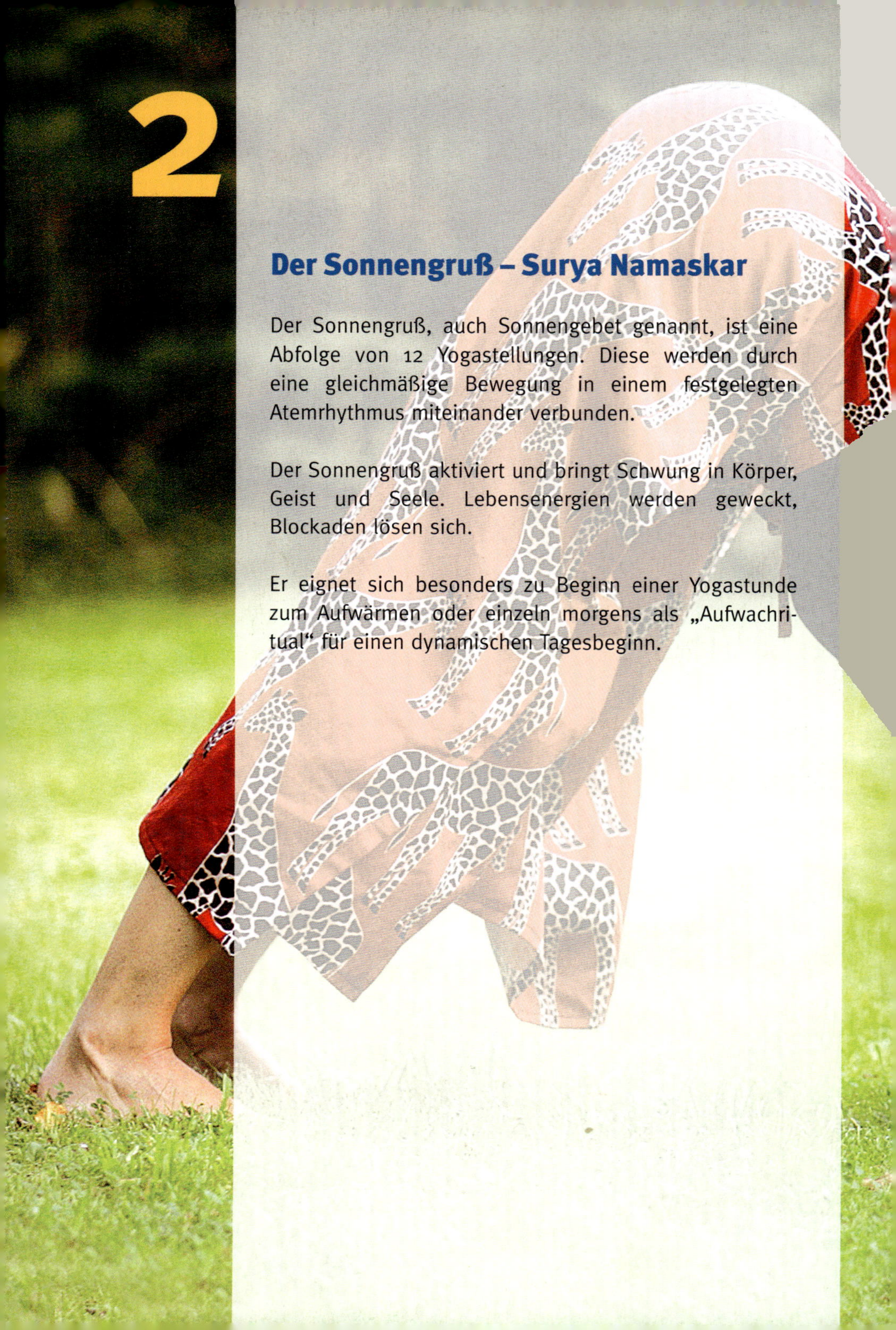

2

Der Sonnengruß – Surya Namaskar

Der Sonnengruß, auch Sonnengebet genannt, ist eine Abfolge von 12 Yogastellungen. Diese werden durch eine gleichmäßige Bewegung in einem festgelegten Atemrhythmus miteinander verbunden.

Der Sonnengruß aktiviert und bringt Schwung in Körper, Geist und Seele. Lebensenergien werden geweckt, Blockaden lösen sich.

Er eignet sich besonders zu Beginn einer Yogastunde zum Aufwärmen oder einzeln morgens als „Aufwachritual" für einen dynamischen Tagesbeginn.

Der Sonnengruß

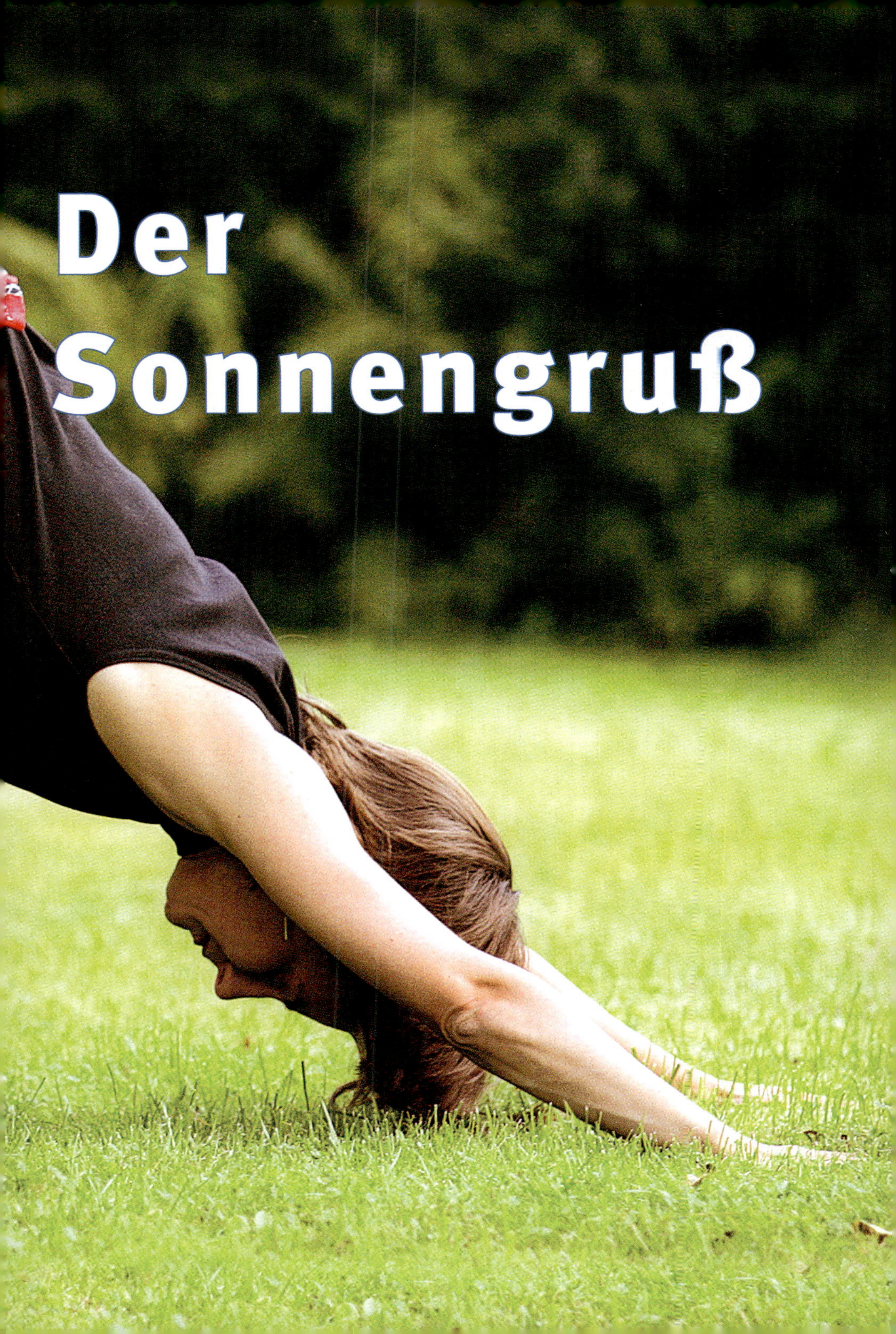

5

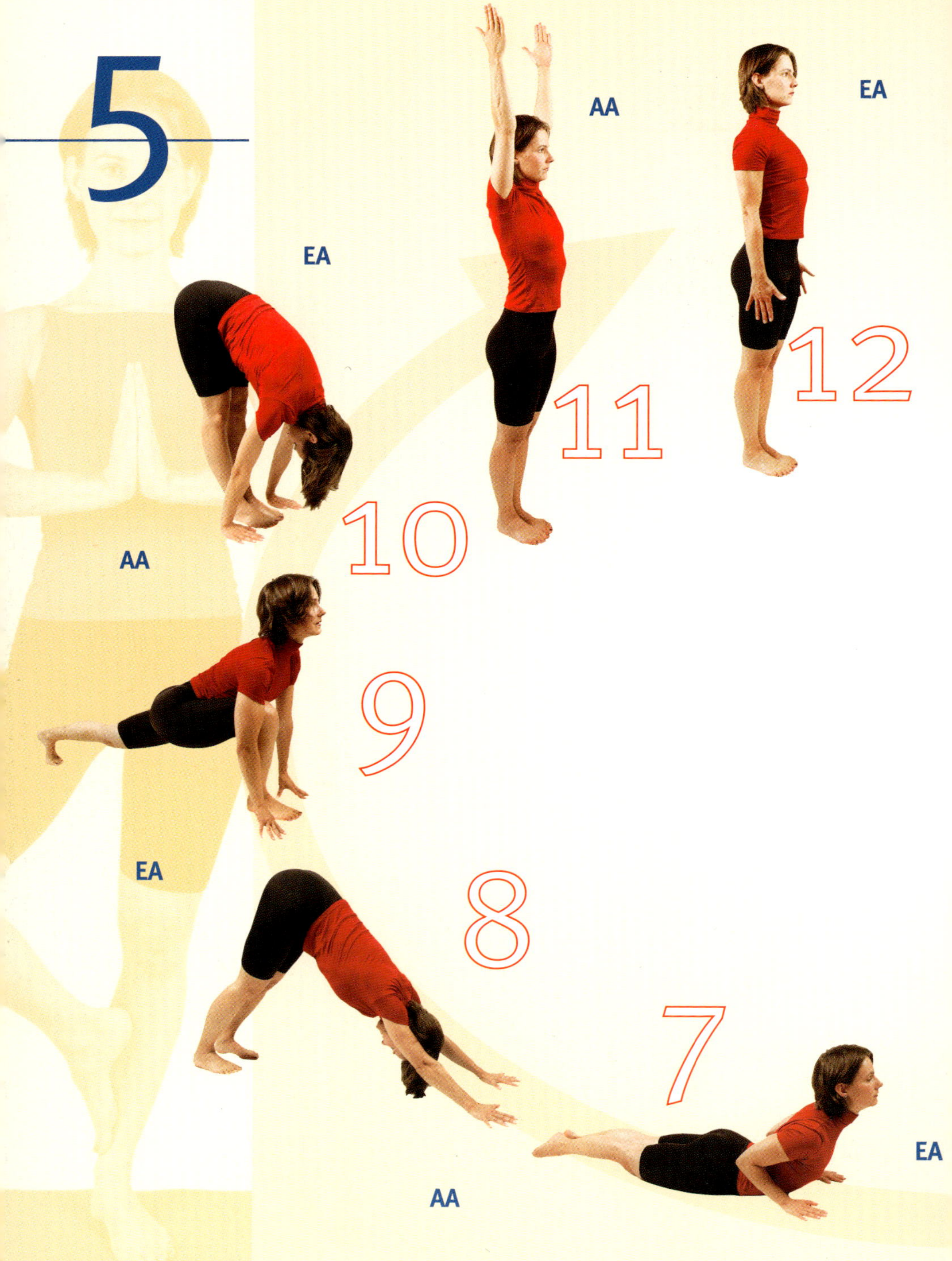

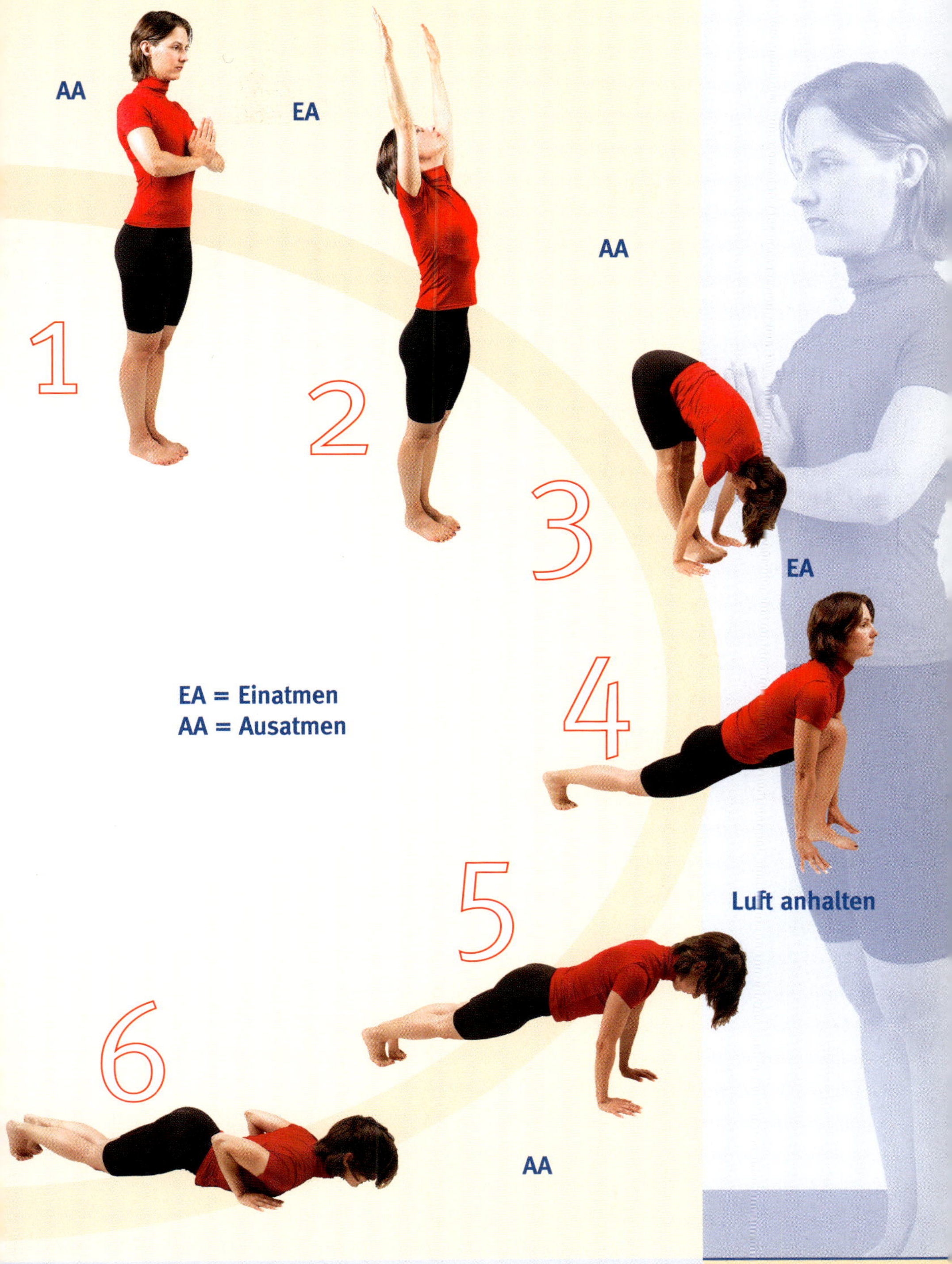
AA
1
EA
2
AA
3
EA
4
Luft anhalten
5
AA
6
EA = Einatmen
AA = Ausatmen

Eine Runde besteht aus 12 Haltungen, die fließend ineinander übergehen. Üben Sie die Haltungen zunächst einzeln, bis Sie sich in den Stellungen wohl fühlen und Ihr Körper weiß, welche Muskeln gerade angespannt sind und welche sich entspannen können. Verbinden Sie die Übungen dann zu einem harmonischen Fluss, indem Sie die Atmung zu Hilfe nehmen.

Folgende Leitlinien helfen Ihnen dabei:

- Atmen Sie ein, wenn Sie sich nach oben oder nach vorn öffnen und strecken.
- Atmen Sie aus, wenn Sie sich nach unten beugen bzw. nach unten schauen.

Die Übergänge sowie die Atmung sind im Folgenden noch einmal einzeln beschrieben.

Setzen Sie in der ersten Runde Ihr rechtes Bein nach hinten in den *Sprinter* und führen auch das rechte Bein aus dem *Hund* wieder nach vorn. In der folgenden Runde setzen Sie dann Ihr linkes Bein nach hinten und auch zuerst wieder nach vorn. Wechseln Sie in jeder weiteren Runde die Beine.

Da die gesamte Abfolge sehr komplex ist, beginnen Sie zunächst mit kleinen Lerneinheiten. Führen Sie zunächst nur die Übungen der Nummern 1, 2, 3, 11 und 12 durch.

Erweitern Sie die Abfolge dann auf die Nummern
1, 2, 3, 4, 10, 11 und 12.

Weiter auf 1, 2, 3, 4, 8, 9, 10, 11 und 12.

Üben Sie den Mittelteil separat:
4, 5, 6, 7, 8, 9.

Und verbinden diesen schließlich mit dem vorherigen Teil zum kompletten Sonnengruß. Üben Sie zunächst nur die Abfolge. Nehmen Sie später, wenn Sie sich in der Reihenfolge sicher fühlen, die passende Atmung mit hinzu.

Steigern Sie die Anzahl der Runden nach und nach, bis Sie ca. 8-10 Runden problemlos durchführen können.

Steigern Sie dann auch von Runde zu Runde das Tempo ein wenig.

Diese dynamische Abfolge gehört zu den wenigen Übungen im Sivananda Yoga, die das Herz-Kreislauf-System so fordern, dass Sie vielleicht ein wenig ins Schwitzen geraten.

Halten Sie nach dem Üben inne. Öffnen Sie die Füße im Stand hüftbreit, damit Sie einen festen Stand haben. Schließen Sie die Augen und spüren Sie Ihren Herzschlag und Ihre Atmung.

Atmen Sie bewusst ein und aus. Beruhigen Sie Ihre Atmung, indem Sie sowohl beim Einatmen als auch beim Ausatmen langsam bis vier zählen.

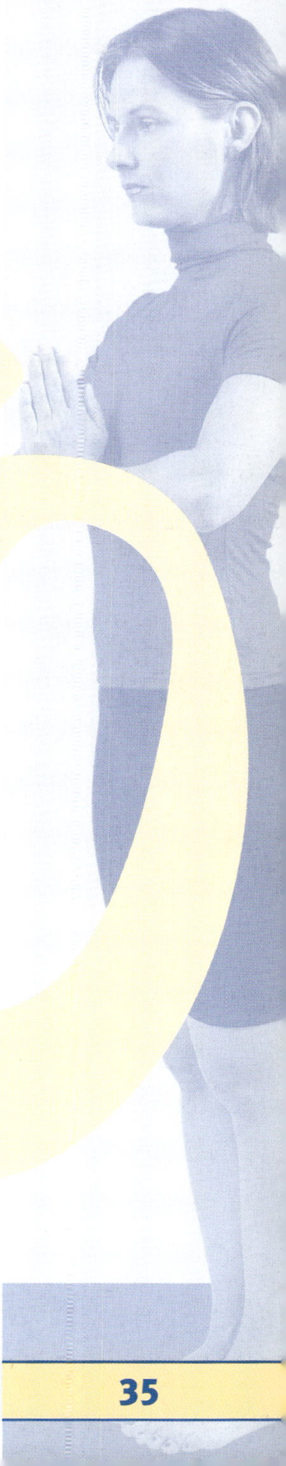

Wirkungen des Sonnengrußes

Körperlich

Der Sonnengruß regt das Herz-Kreislauf-System an.

Alle großen Muskelgruppen werden im Wechsel gekräftigt und gedehnt.

Die Übungen mit der Atmung zu synchronisieren und dabei einen fließenden Rhythmus beizubehalten, fördert die Koordination.

Energetisch

Das Sonnengeflecht lädt sich mit Energie auf.

Der Wechsel von Vor- und Rückbeugen führt zur Harmonisierung der Energien.

Geistig

Der Sonnengruß fördert die Konzentration. Gedanken an die Vergangenheit oder die Zukunft haben keinen Platz mehr bei einer so komplexen Übung. Sie eignet sich daher sowohl als Vorbereitung einer Yogastunde als auch am Abend, um nach einem geistig fordernden Tag „den Kopf wieder freizubekommen“.

Atmen Sie in tiefen, gleichmäßigen Atemzügen.

Om 1 Namaste, die Grußhaltung

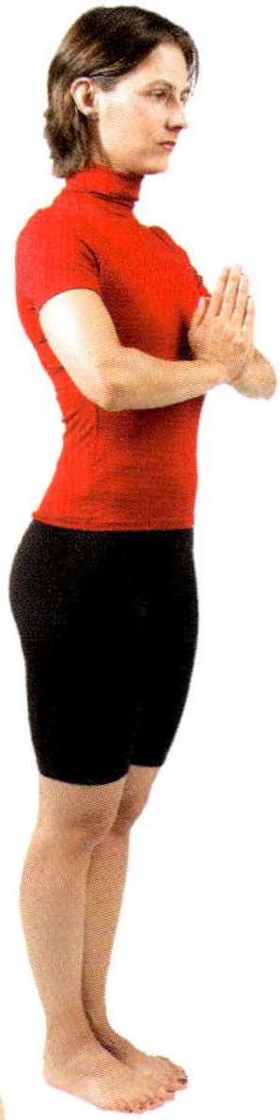

Atmen Sie tief ein und führen mit der Ausatmung beide Hände vor der Brust zusammen. Drücken Sie die Hände und die Fingerspitzen gegeneinander. Die Unterarme sind parallel zum Boden. Die Füße stehen eng nebeneinander, die Zehen sind für einen stabilen Stand gespreizt.

Om 2 Öffnen

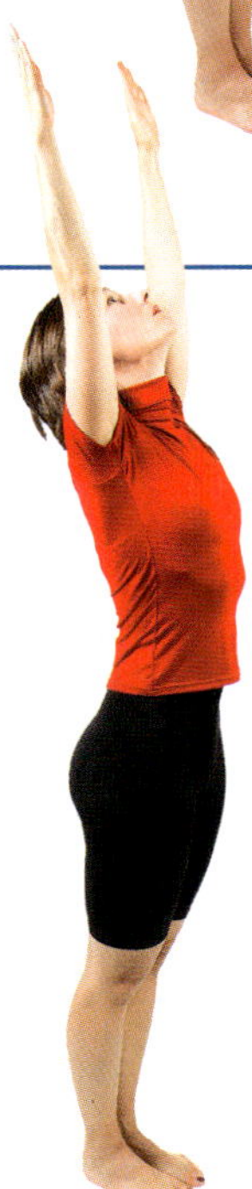

Strecken Sie mit der nächsten Einatmung beide Arme nach oben. Öffnen Sie sich im Brustkorb. Lassen Sie Ihr Brustbein zur Decke schauen. Achten Sie darauf, dass Sie nicht ins Hohlkreuz fallen.

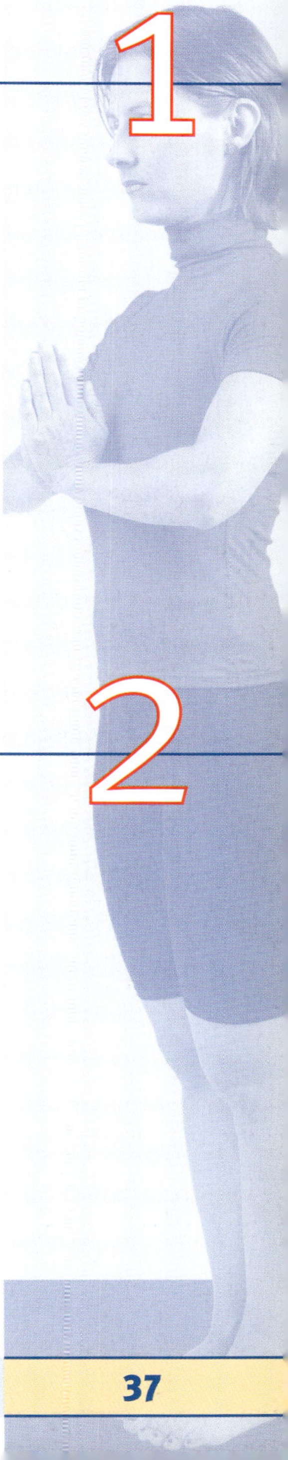

Om 3 Vorbeuge

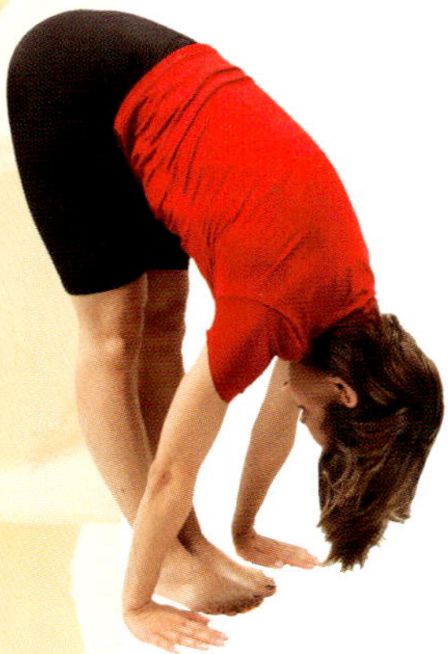

Neigen Sie Ihren geraden Oberkörper mit der Ausatmung nach vorn. Die Arme in Verlängerung des Rückens gestreckt zu halten, erfordert viel Kraft im Rücken. Die Arme können ebenso gut seitlich nach unten geführt werden. Strecken Sie Ihre Beine, so weit es geht, ohne im Rücken rund zu werden. Der Kopf soll jetzt ganz locker nach unten hängen. Wenn Ihre Hände den Boden berühren, setzen Sie die Fingerspitzen oder Handflächen neben den Füßen auf, ansonsten lassen Sie Ihre Arme einfach frei hängen.

Om 4 Sprinter

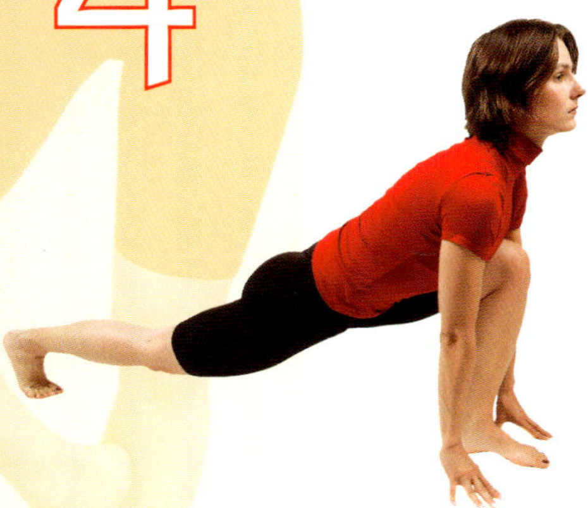

Setzen Sie mit der nächsten Einatmung Ihr rechtes Bein gestreckt nach hinten in die Position des *Sprinters*. Das Knie des hinteren Beins kann auch auf dem Boden aufgesetzt werden. Richten Sie Ihren Oberkörper dabei so weit wie möglich auf und schauen nach vorn, auch wenn jetzt nur noch die Fingerspitzen den Boden berühren. Ein gerader Rücken ist wichtiger, als die Handflächen am Boden zu lassen.

Der vordere Unterschenkel ist senkrecht. Achten Sie darauf, dass Ihr Knie nicht über die Fußspitze hinausragt. Das Becken sinkt so tief wie möglich in Richtung Boden. Fallen Sie dabei nicht ins Hohlkreuz. Strecken Sie in der nächsten Runde das linke Bein nach hinten.

Om 5 Brett

Halten Sie für einen kurzen Moment die Luft an und stellen Sie nun auch Ihr linkes Bein nach hinten in die *Liegestützposition*, sodass beide Beine parallel sind. Der Oberkörper bildet eine Linie mit den Beinen. Fehlt Ihnen am Anfang noch die Kraft, so he-ben Sie das Becken leicht an. Lassen Sie sich auf keinen Fall ins Hohlkreuz durchhängen.

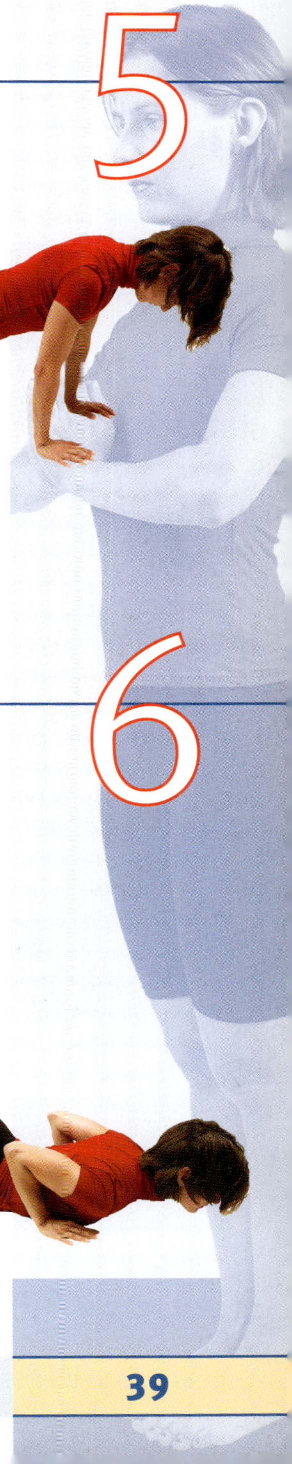

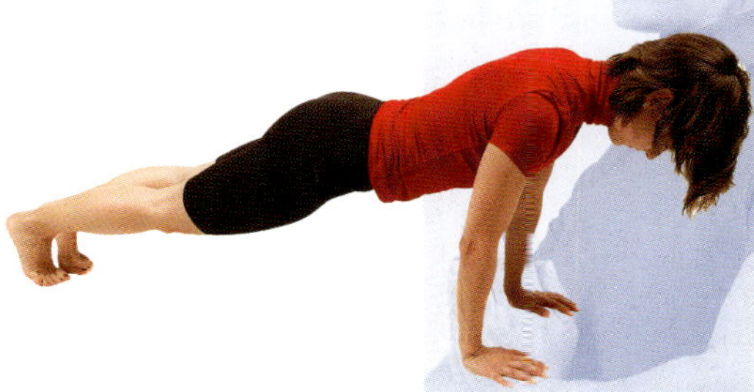

Die Fingerspitzen zeigen nach vorn, die Ellbogen in Richtung Ihrer Füße.

Om 6 Zum Boden sinken

Atmen Sie jetzt aus und bringen dabei in einer geschmeidigen Bewegung Ihre Knie, Ihre Brust und Ihre Stirn langsam und kontrolliert zum Boden.

Weniger anstrengend ist es, zunächst die Knie abzulegen und dann den Oberkörper folgen zu lassen.

Halten Sie Ihre Arme dicht am Oberkörper. Die Schultern sind dabei zu den Füßen tief gezogen. So vermeiden Sie Verspannungen im Schulter-Nacken-Bereich. Am Ende der Bewegung liegen Sie flach auf dem Boden. Strecken Sie Ihre Füße aus, bevor Sie in die nächste Stellung gehen.

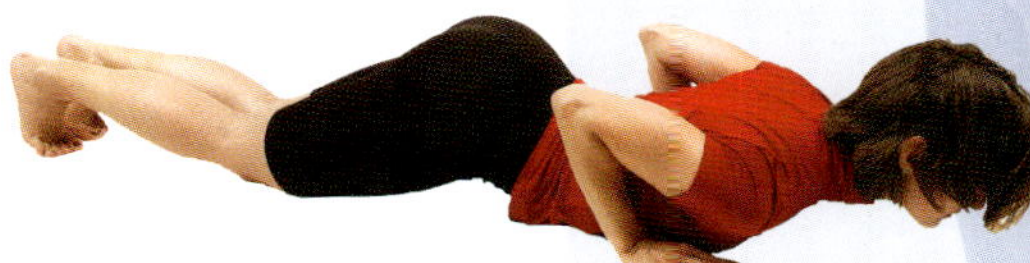

Om 7 Kobra

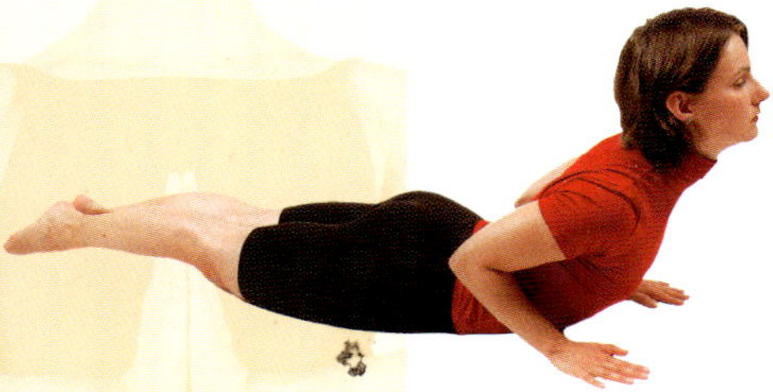

Drücken Sie die Hände sanft in den Boden. Die Fingerspitzen schließen mit der Schulter ab. Ziehen Sie die Hände ohne Bewegung zu den Füßen. Die Ellbogen sind dabei ganz nah am Körper. Heben Sie mit der nächsten Einatmung den Oberkörper aus der Kraft des Rückens leicht an in die *Kobra*. Die Fußspitzen sind gestreckt und berühren den Boden.

Om 8 Hund

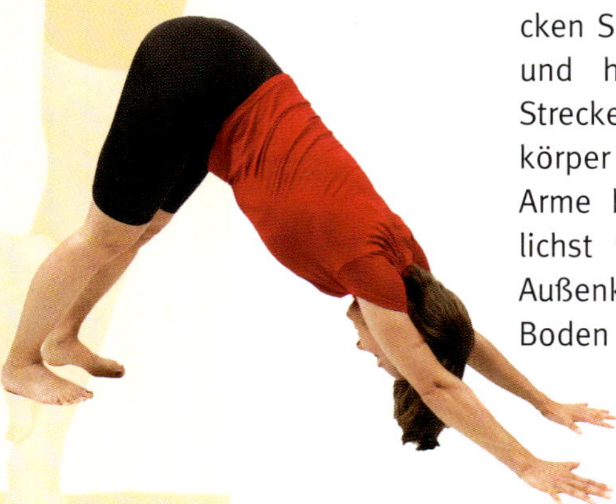

Senken Sie den Oberkörper wieder ab. Stellen Sie Ihre Fußspitzen auf. Strecken Sie mit der Ausatmung Ihre Beine und heben dabei das Becken an. Strecken Sie auch die Arme. Der Oberkörper sollte sich in Verlängerung der Arme befinden. Der Rücken ist möglichst flach. Versuchen Sie, über die Außenkanten Ihre Fersen in Richtung Boden zu senken.

Om 9 Sprinter

Stellen Sie mit der Einatmung Ihren rechten Fuß (in der nächsten Runde Ihren linken Fuß) wieder zwischen die Hände. Schauen Sie dabei ein wenig vor die Hände, sodass der Rücken möglichst flach bleibt. Die Fingerspitzen oder die flachen Hände berühren den Boden. Das Brustbein strebt nach vorn. Achten Sie wieder darauf, dass Ihr Knie nicht über die Fußspitze hinausragt.

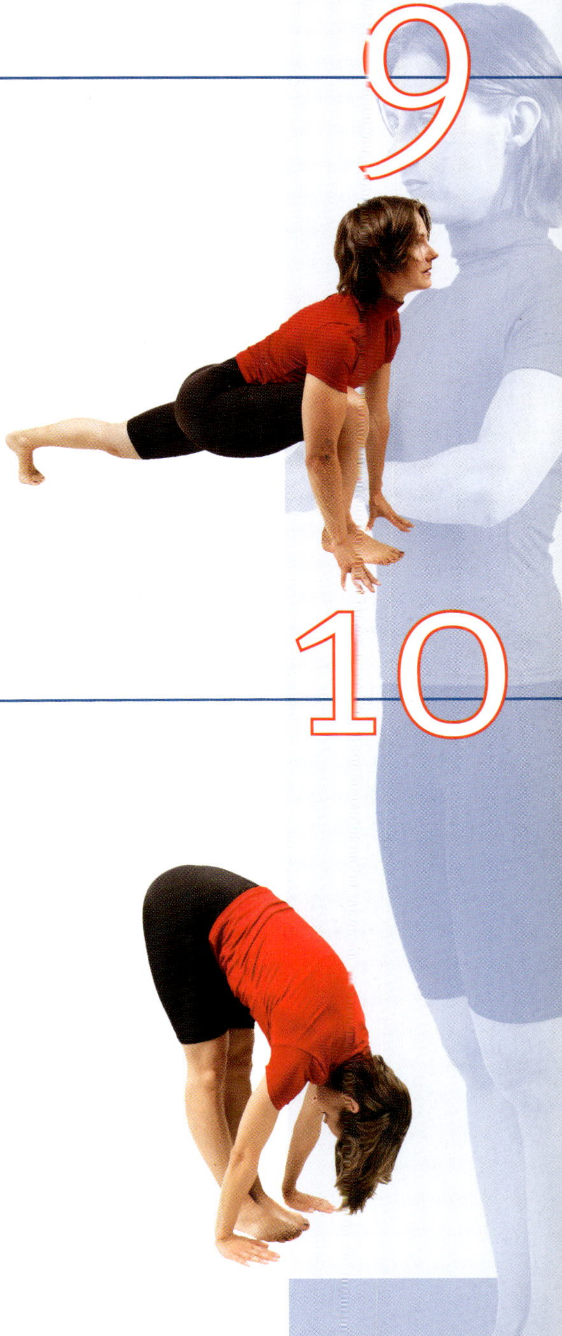

Om 10 Vorbeuge

Stellen Sie nun mit der Ausatmung Ihren linken Fuß neben Ihren rechten Fuß und strecken beide Beine, so gut es geht. Neigen Sie dabei Ihren geraden Oberkörper nach vorn. Der Kopf hängt jetzt ganz locker nach unten. Wenn Ihre Hände den Boden berühren, setzen Sie die Fingerspitzen oder Handflächen neben den Füßen auf, ansonsten lassen Sie Ihre Arme einfach frei hängen.

Strecken Sie Ihre Beine nur so weit, dass Ihr Rücken nicht rund wird.

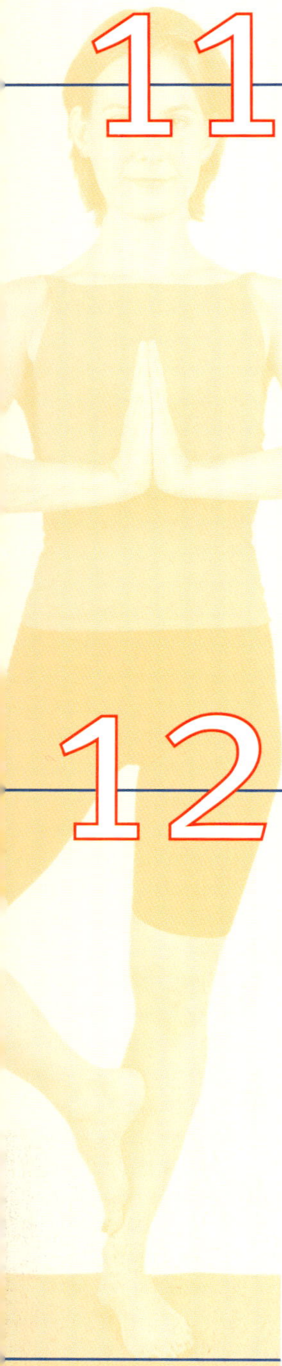

11

Om 11 Öffnen

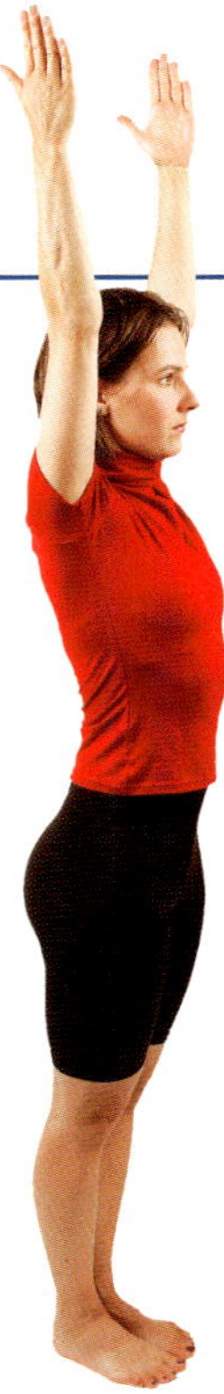

Richten Sie mit der nächsten Einatmung Ihren Oberkörper auf und strecken beide Arme nach oben. Öffnen Sie sich im Brustkorb. Lassen Sie Ihr Brustbein zur Decke schauen. Achten Sie darauf, dass Sie nicht ins Hohlkreuz fallen.

12

Om 12 Berghaltung

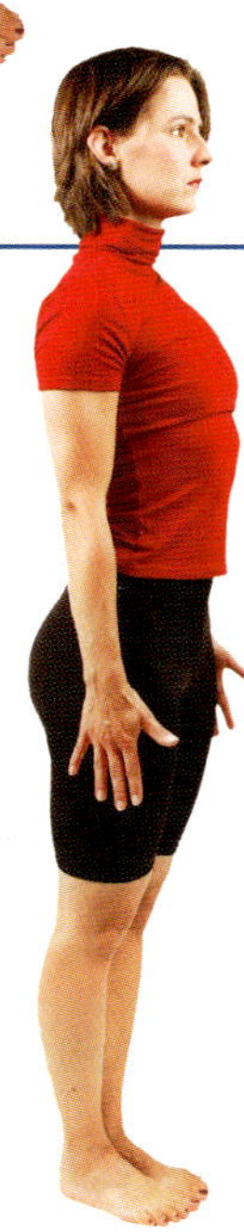

Senken Sie mit der Ausatmung beide Hände in die Grußhaltung und lassen dann beide Arme seitlich hängen. Stehen Sie aufrecht, aber nicht im Hohlkreuz.

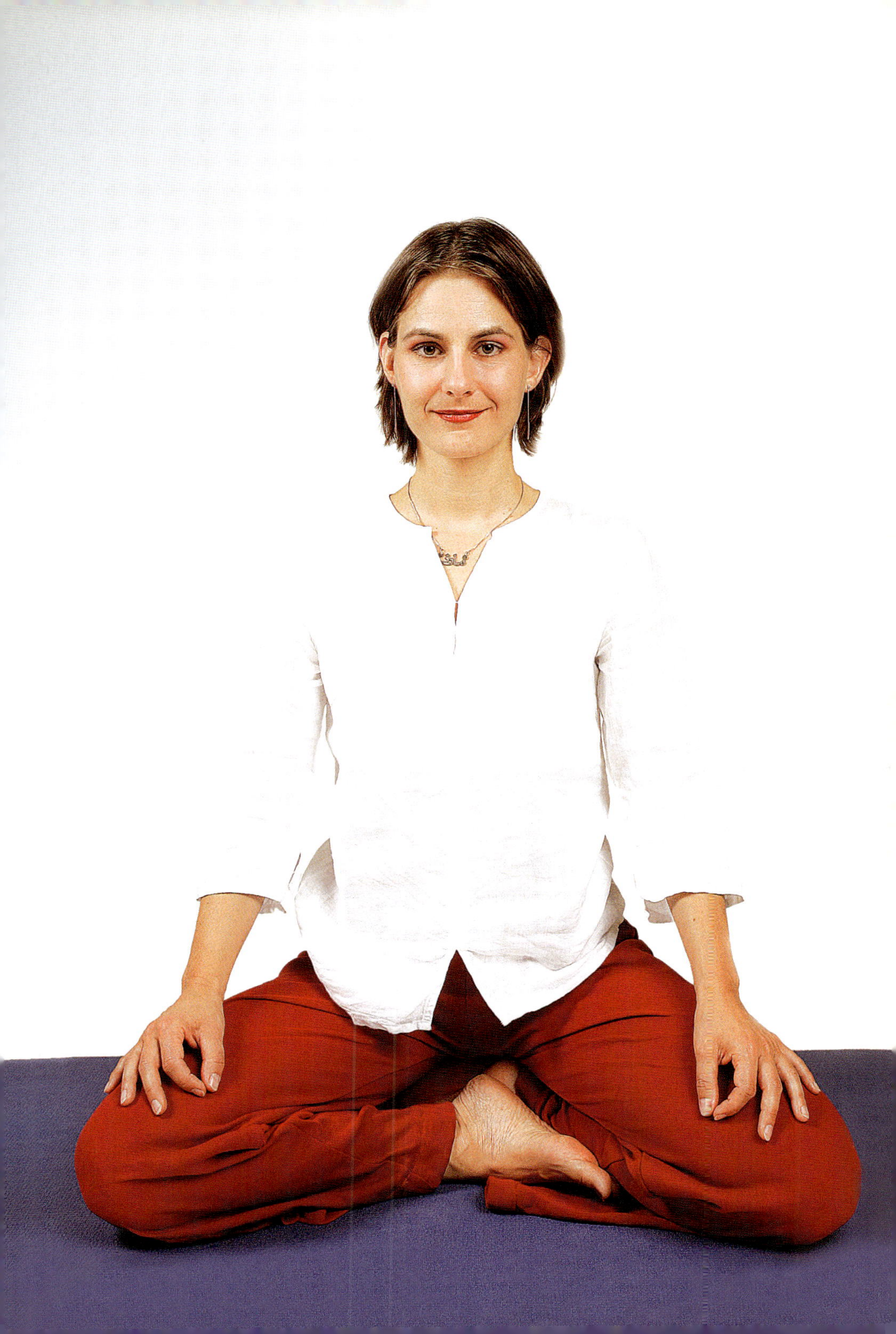

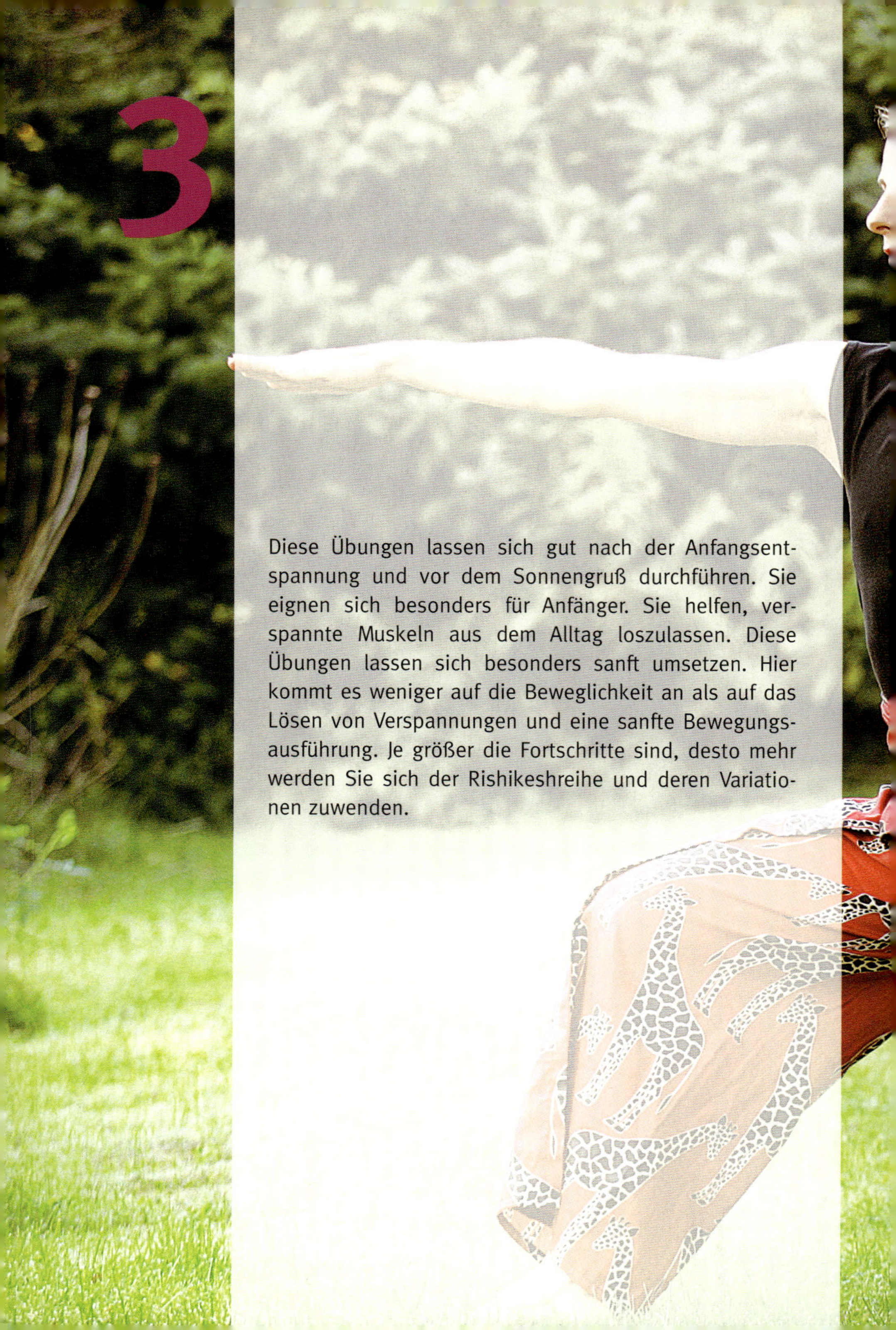

3

Diese Übungen lassen sich gut nach der Anfangsentspannung und vor dem Sonnengruß durchführen. Sie eignen sich besonders für Anfänger. Sie helfen, verspannte Muskeln aus dem Alltag loszulassen. Diese Übungen lassen sich besonders sanft umsetzen. Hier kommt es weniger auf die Beweglichkeit an als auf das Lösen von Verspannungen und eine sanfte Bewegungsausführung. Je größer die Fortschritte sind, desto mehr werden Sie sich der Rishikeshreihe und deren Variationen zuwenden.

Vorbereitende Übungen

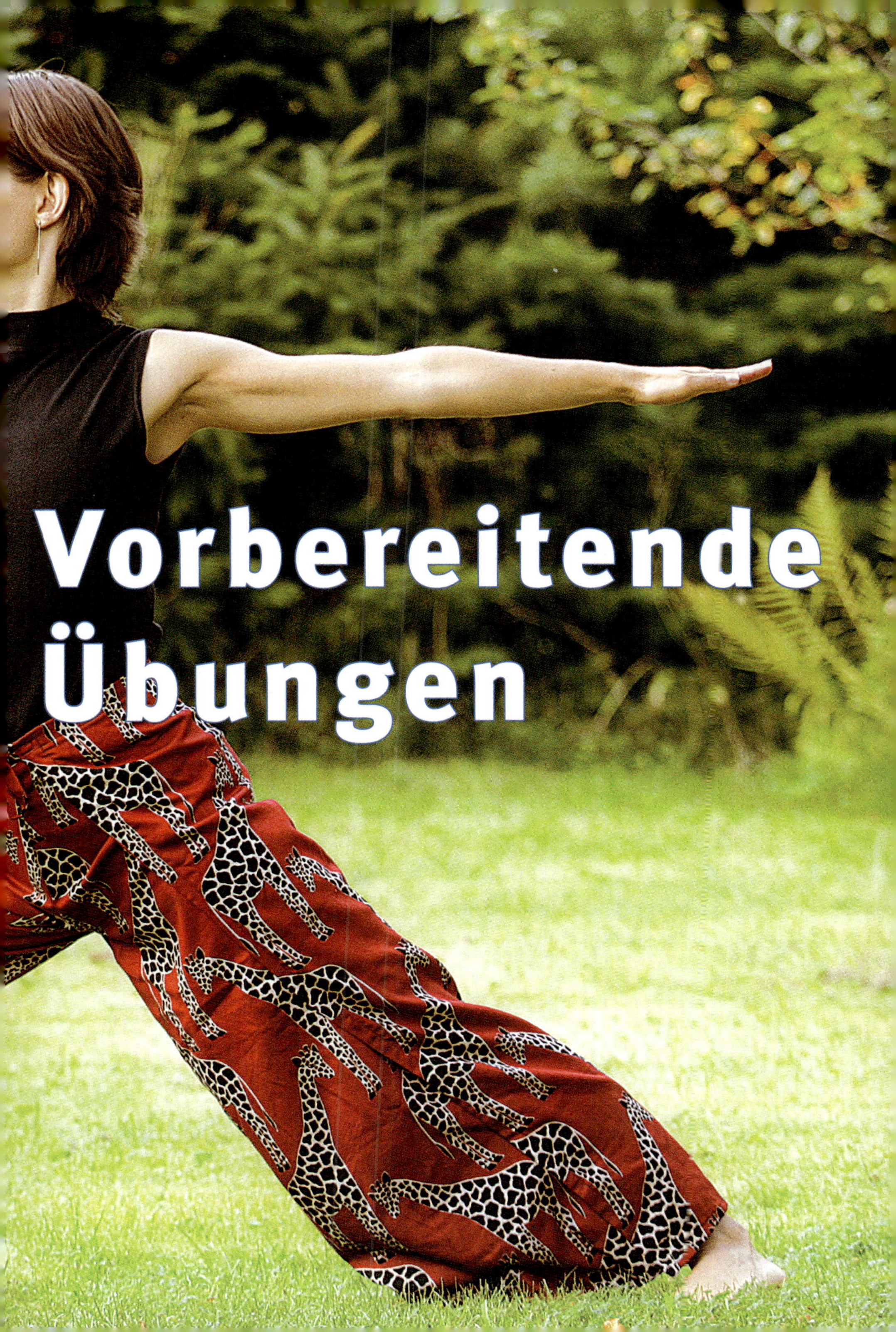

6

Augenübungen

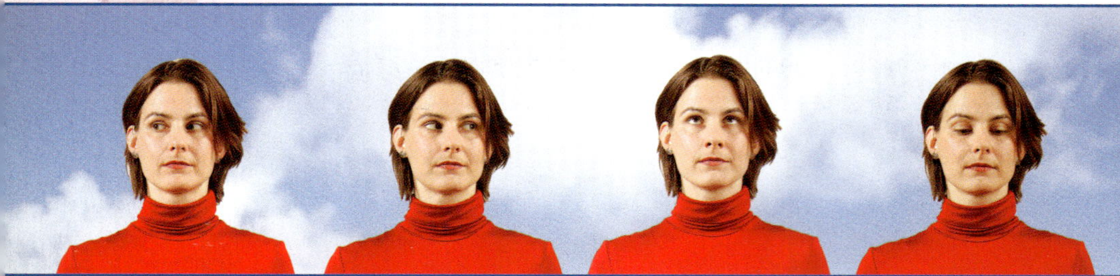

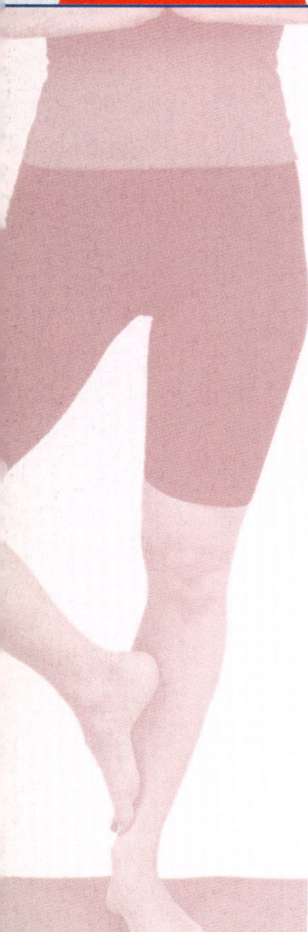

Sitzen Sie in einer aufrechten Haltung. Der Schulter-Nacken-Bereich ist entspannt. Dazu sind idealerweise die Unterarme auf den Beinen abgelegt oder, wenn Sie auf einem Stuhl sitzen, auf einem Schreibtisch abgelegt.

Schauen Sie mit geöffneten Augen ca. 6 x im Wechsel von links nach rechts und wieder zurück. Lassen Sie den Blick dabei weich werden, fixieren Sie auf dem Weg nichts. Beobachten Sie, wie harmonisch diese Bewegung erfolgt. Versuchen Sie, abgehackte Bewegungen zu vermeiden.

Schauen Sie dann ca. 6 x von oben nach unten und wieder zurück. Haben Sie auch hier einen weichen Blick.

Denken Sie auch hier an die Zwischenentspannung (siehe nächste Seite).

Variationen

1. Schauen Sie diagonal: von rechts oben nach links unten und zurück und dann die andere Diagonale: von links oben nach rechts unten und zurück.
2. Lassen Sie Ihre Augen in großen Kreisen rollen. Wechseln Sie auch die Richtung.
3. Beschreiben Sie mit den Augen eine liegende„Acht".

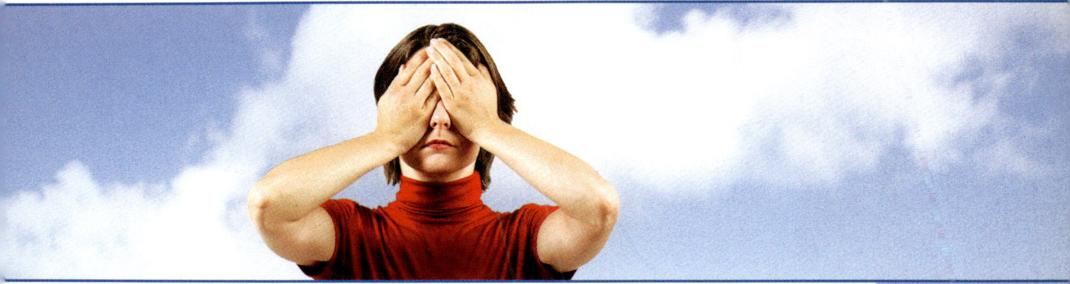

Reiben Sie im Anschluss an die Augenübungen oder nach Bedarf auch zwischendurch einen Moment lang kräftig Ihre Hände, bis Sie eine deutliche Wärmeentwicklung spüren. Legen Sie dann die Handteller wie zwei kleine Höhlen auf die Augen. Je dunkler, desto besser. Schließen Sie trotzdem zusätzlich die Augen. So können nicht nur die Augen, sondern auch die Nackenmuskeln besser entspannen. Genießen Sie die angenehme Wärme, die von den Händen in Ihr Gesicht strahlt. Atmen Sie in dieser Ruhepause ca. 5 x bewusst ein und aus. Entspannen Sie sich dabei mehr und mehr mit jeder Ausatmung.

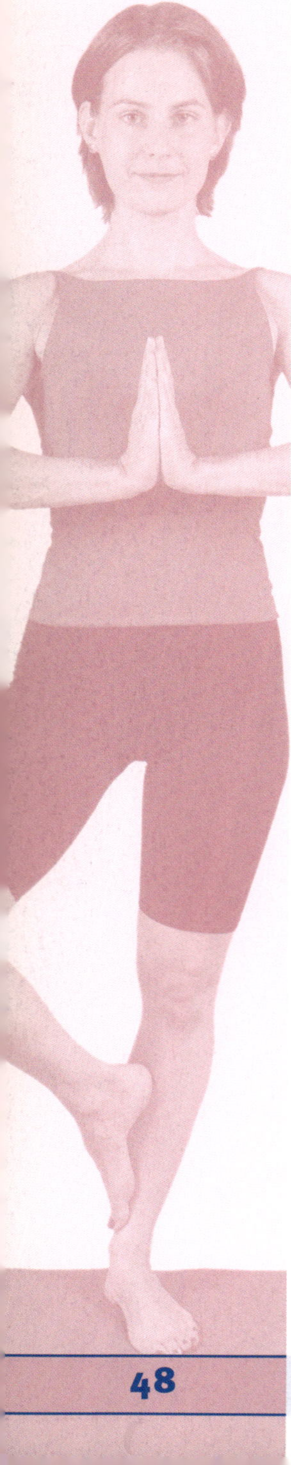

Wirkungen der Augenübungen

Körperlich

Die Augenübungen führen zu einer vermehrten Durchblutung der Augenmuskeln und verbessern so die Sehkraft.

Augenübungen können auch Kopfschmerzen vorbeugen. Durch die Verbindung von Augen und Nackenmuskulatur lassen sich durch die Augenbewegungen auch die Nackenmuskeln entspannen wie durch eigene, sanfte Bewegungen. Diese Art der Entspannung wirkt gerade für Leute, die viel Bildschirmarbeit erledigen müssen, ideal. So werden sowohl der starre Blick als auch die „Halsstarre" aufgelöst.

Energetisch

Die Mond- und Sonnenergien im Menschen treten in Harmonie miteinander.

Geistig

Das Überschreiten der Mittellinie entlang der Nase spricht beide Gehirnhälften an und stärkt so die Brückenbildung zwischen linker und rechter Hirnhemisphäre.

Berghaltung – Tadasana

7

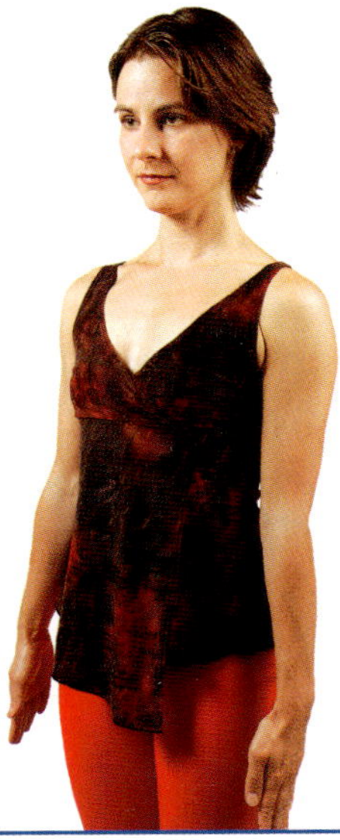

Die Berghaltung verhilft Ihnen zu einer aufrechten, stabilen und bewussten Haltung.

Stehen Sie aufrecht und bewegungslos wie ein Berg. Halten Sie die Fußinnenknöchel zusammen, ohne die Fußinnenkante zu sehr zu belasten. Spüren Sie deutlich die Fußaußenkante und drücken dann den Großzehenballen in den Boden, sodass in Ihrem Fußgewölbe eine stabile Spannung entsteht. Spreizen Sie die Zehen. Ohne Schuhe haben Ihre Füße jetzt viel Platz.

Der Scheitel strebt zum Himmel, die gestreckten Fingerspitzen zur Erde.

Heben Sie Ihr Brustbein nach vorn oben an, ohne ins Hohlkreuz zu fallen. Ziehen Sie Ihre Schulterblätter zur Wirbelsäule heran und die Schulterblattspitzen nach unten.

Atmen Sie ruhig und gleichmäßig in Ihren Bauch. Die Bauchdecke wölbt sich sanft nach vorn, wenn Luft in die Lungen strömt.

Üben Sie diese Haltung oft im Alltag, wenn Sie sowieso stehen müssen. So werden Sie sich Ihrer (guten!) Haltung bewusst.

Aber, Achtung, nicht zu lange, denn die Bandscheiben leben von der Bewegung und auch die Muskeln brauchen mal eine Pause.

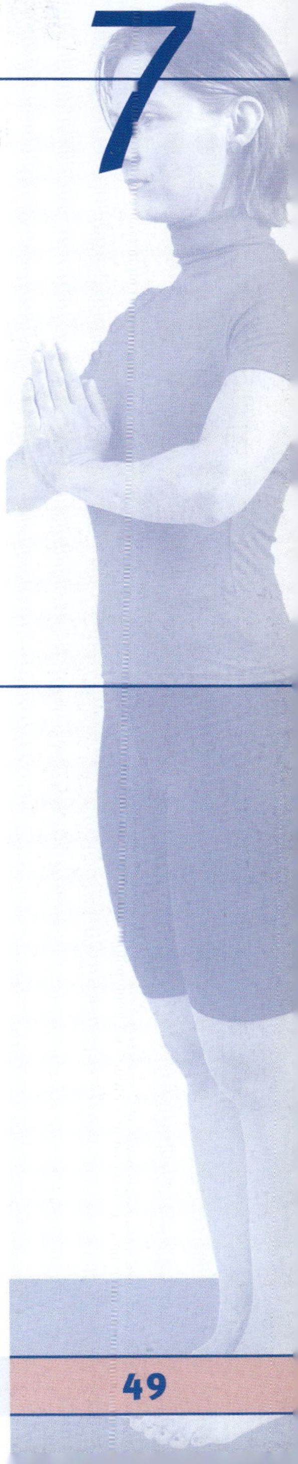

8 Schulterentspannung

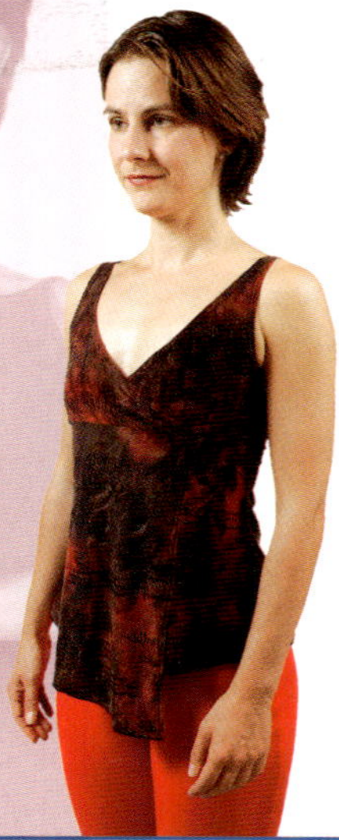

Ziehen Sie mit der Einatmung Ihre Schultern zu den Ohren hoch. Senken Sie diese mit der nächsten Ausatmung. Lassen Sie sich vor allem mit der Ausatmung Zeit. Nehmen Sie bewusst wahr, wie die Muskeln im Nackenbereich die Schultern mit jeder Ausatmung immer weiter loslassen können.

9 Brustkorböffnung

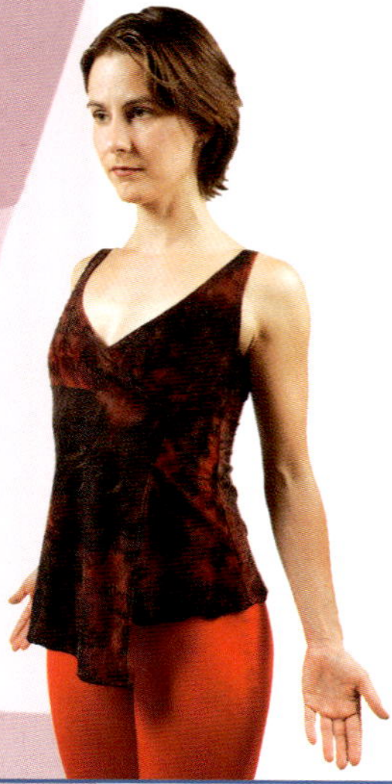

Ziehen Sie mit der Einatmung beide Schultern nach hinten. Lassen Sie Ihre Hände sich dabei mit nach außen drehen. Ziehen Sie mit den Fingerspitzen leicht zum Boden. Entspannen Sie sich mit der Ausatmung. Die Schultern und Arme sollen sich dabei nur wenig zurückdrehen. Atmen Sie so mehrere Male tief ein und aus.

Energieübung

10

Entspannen Sie sich im aufrechten Stand. Schließen Sie die Augen. Konzentrieren Sie sich auf Ihre Finger, vielleicht spüren Sie ein leichtes Kribbeln oder eine angenehme Wärme. Lassen Sie diese Energie durch Ihre Hände und Arme aufsteigen. Spüren Sie diese Energie in den Schultern und hoch bis zum Hinterkopf. Atmen Sie ruhig und gleichmäßig.

Spüren Sie dann auch Ihre Zehen und Füße. Lassen Sie auch von hier die Energie die Beine entlang aufsteigen bis zum Becken und den Rücken hinauf bis zum Kopf.

Atmen Sie ruhig und gleichmäßig weiter.

Spüren Sie noch eine Weile diese neue Energie, die in Ihnen aufsteigt.

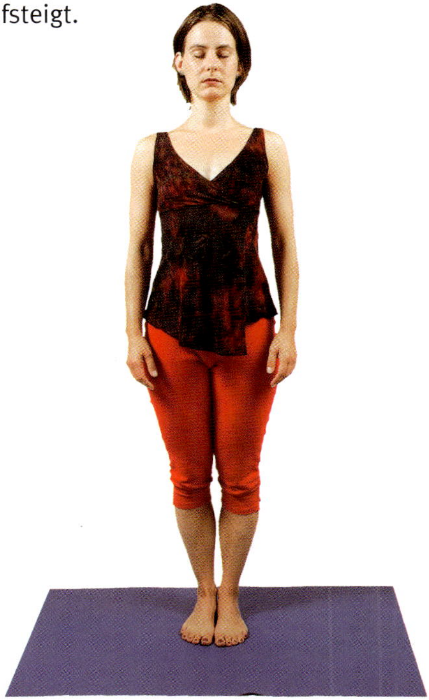

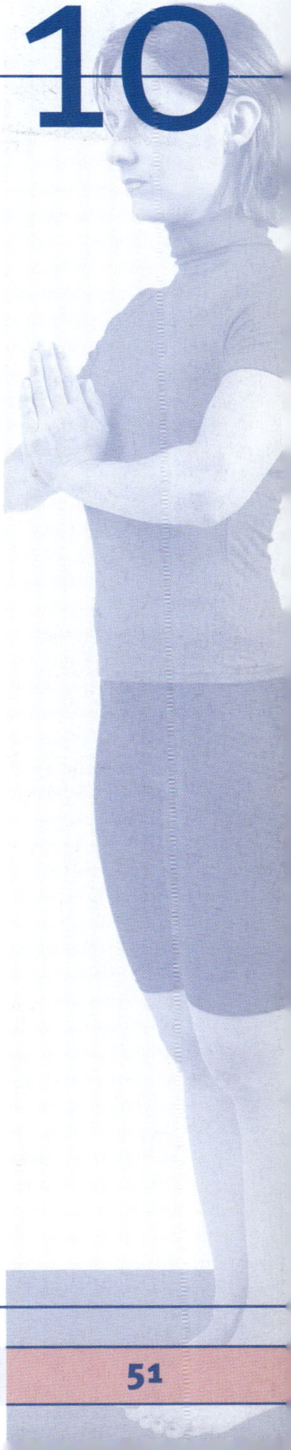

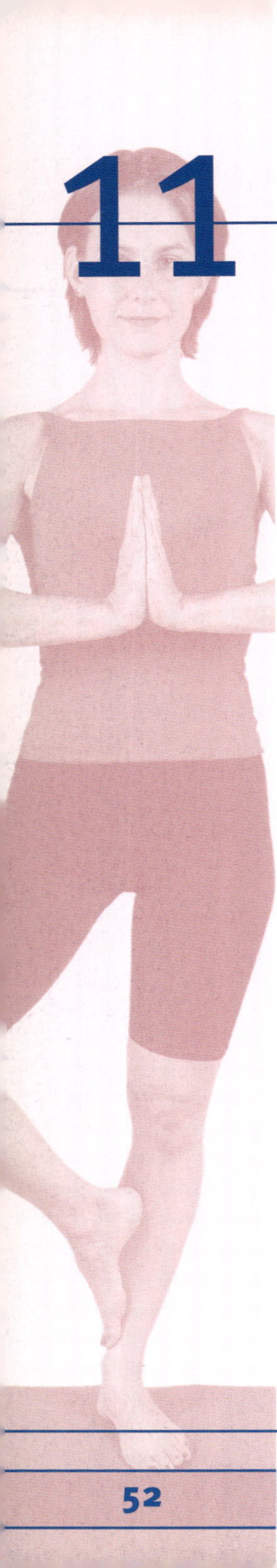

11

Kleine Selbstmassage

Stehen Sie aufrecht. Drehen Sie im Wechsel Ihren Oberkörper mehrere Male nach rechts und links, gerade so schnell, dass Ihre Arme in eine Pendelbewegung kommen. Der Kopf folgt den Bewegungen. Die Füße bleiben stabil auf dem Boden.

Winkeln Sie den hinteren Arm leicht an, sodass Sie sich selbst mit dem Handrücken auf die Lendenwirbelsäule klopfen können. Klopfen Sie so Stück für Stück den ganzen unteren Rücken ab, so weit Ihre Hand reicht. Finden Sie die Stellen, die die Massage am meisten brauchen und genießen Sie hier die Klopfmassage.

Der vordere Arm schwingt auf die gegenüberliegende Seite und klopft sanft auf das Becken.

Je mehr Sie sich entspannen, desto leichter wird Ihnen auch die Drehung fallen. So mobilisieren Sie ganz nebenbei auch Ihre Wirbelsäule.

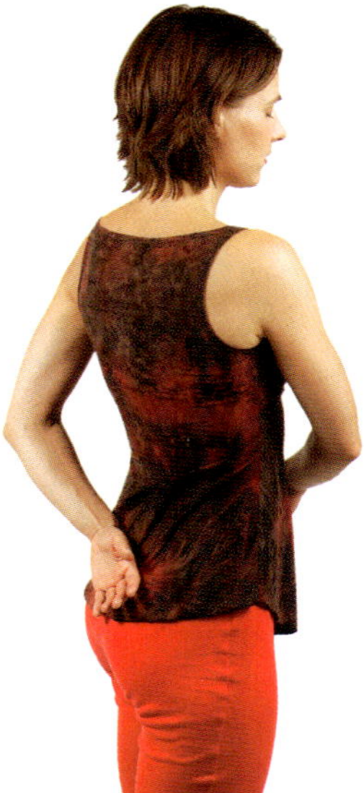

Für einen beweglichen und entspannten Hals-Nacken-Bereich

12

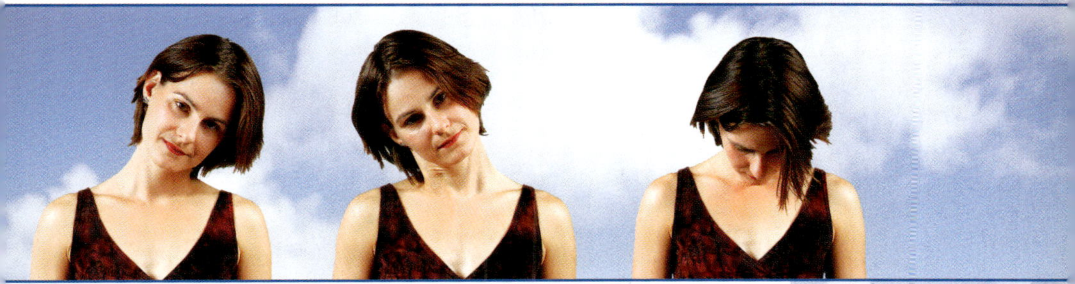

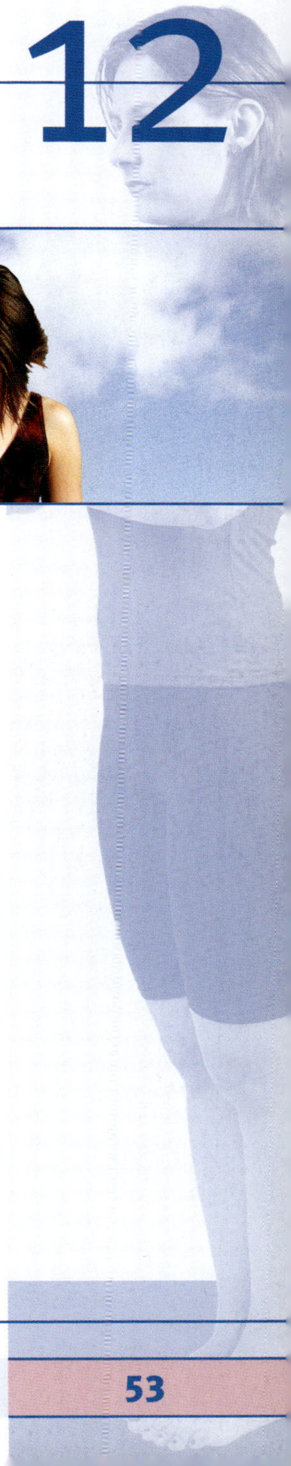

Neigen Sie Ihren Kopf mit einem Seufzer bei der Ausatmung sanft zur Seite. Bleiben Sie hier mehrere Atemzüge. Sie können auch die Augen schließen. Entspannen Sie mit jeder Ausatmung mehr und mehr. Lassen Sie die Schwerkraft wirken. Heben Sie ihn mit der Einatmung wieder an und neigen ihn sanft auf die andere Seite und anschließend auch nach vorn. Das passive Überstrecken der Halswirbelsäule nach hinten sollten Sie vermeiden. Wenn Sie bereits Verspannungen haben, vermeiden Sie ein zusätzliches Ziehen des Kopfs in Richtung Boden mit der Hand. Ihr Körper würde nur mit einer zusätzlichen Schutzspannung der betreffenden Muskulatur reagieren.

13 Für eine aufrechte Kopfhaltung

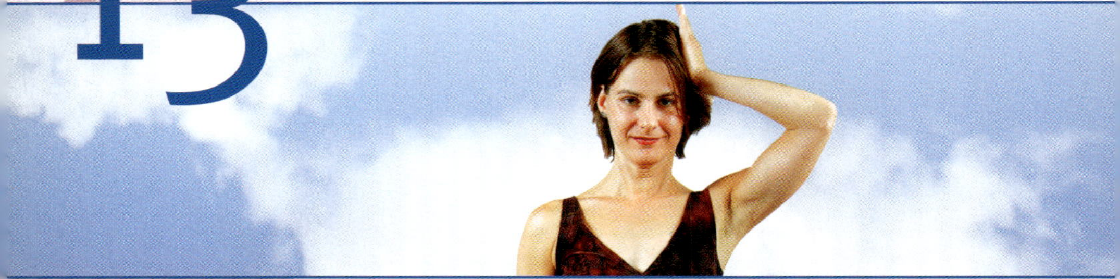

Legen Sie Ihre linke Hand gegen Ihre linke Kopfseite und üben sanften Druck aus. Achten Sie darauf, dass Sie Ihren Kopf dabei ganz gerade halten. Führen Sie diese Übung zunächst vor einem Spiegel durch. Später können Sie die Augen schließen, um während der Übung alle anderen Muskelbereiche besser entspannen zu können und so die Innenwahrnehmung zu verbessern. Atmen Sie so mehrere Atemzüge. Lösen Sie die Spannung sanft auf.

Drücken Sie dann mit der rechten Hand gegen Ihre rechte Kopfseite und anschließend ebenso mit ineinander verschränkten Fingern von hinten. Strecken Sie Ihre Ellbogen zur Seite und Ihren Nacken lang heraus. Es darf kein unangenehmes Gefühl im Kehlbereich auftreten.

Variation

1. Drücken Sie mit einer Hand von der Seite, mit der anderen Hand gleichzeitig von hinten.

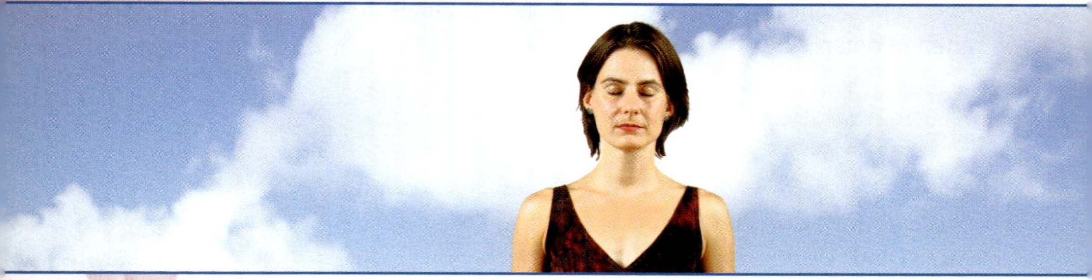

Entspannen Sie sich zwischen den Übungen immer wieder, indem Sie einfach die Augen schließen, aufrecht stehen und bewusst ein- und ausatmen. Lassen Sie bei jeder Ausatmung verspannte Muskeln mehr und mehr los.

Knie zur Brust – für einen entspannten unteren Rücken

14

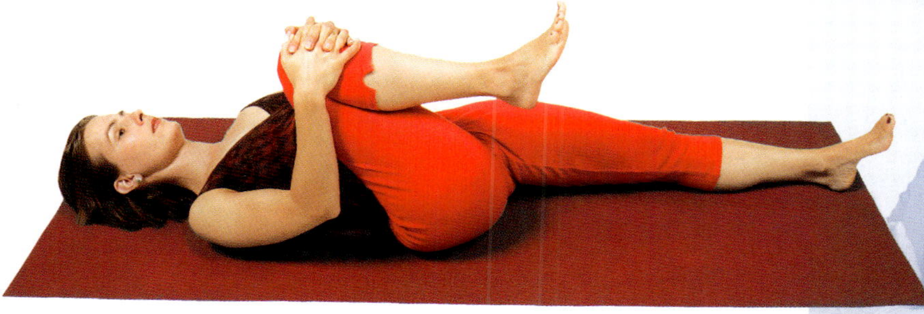

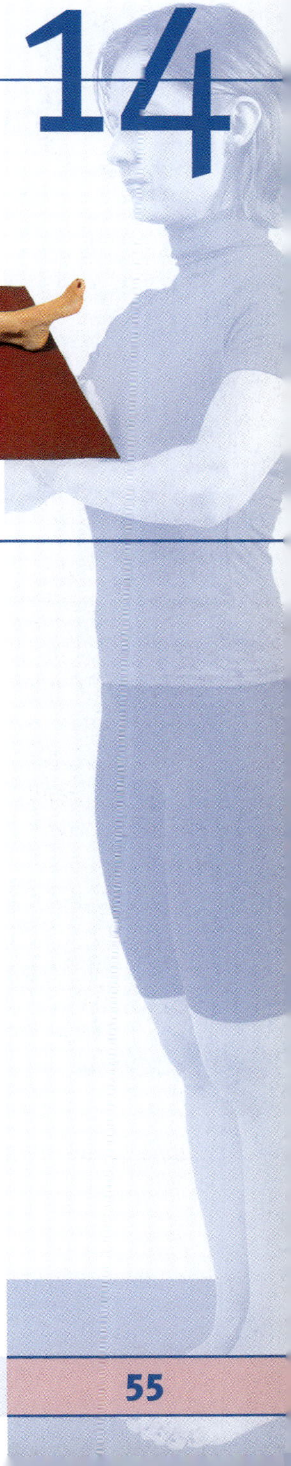

Strecken Sie beide Beine in Rückenlage aus. Spüren Sie die Wölbung Ihrer Lendenwirbelsäule und spüren Sie in Ihren unteren Rücken hinein.

Umfassen Sie dann Ihr rechtes Knie und ziehen es zur Brust. Atmen Sie bei der Einatmung mit dem Bauch gegen Ihren Oberschenkel und ziehen Sie ihn bei der Ausatmung noch weiter auf die Brust, indem Sie sich mehr und mehr entspannen. Halten Sie Ihr linkes Bein ebenso entspannt am Boden.

Wechseln Sie dann nach einigen Atemzügen die Seiten.

Strecken Sie schließlich wieder beide Beine aus und spüren noch einmal die Wölbung Ihrer Lendenwirbelsäule und in Ihren unteren Rücken hinein. Vielleicht haben sich schon einige Verspannungen gelöst und die Lendenwirbelsäule kann so tiefer zum Boden sinken.

15

Knie über Kreuz – für einen entspannten unteren Rücken

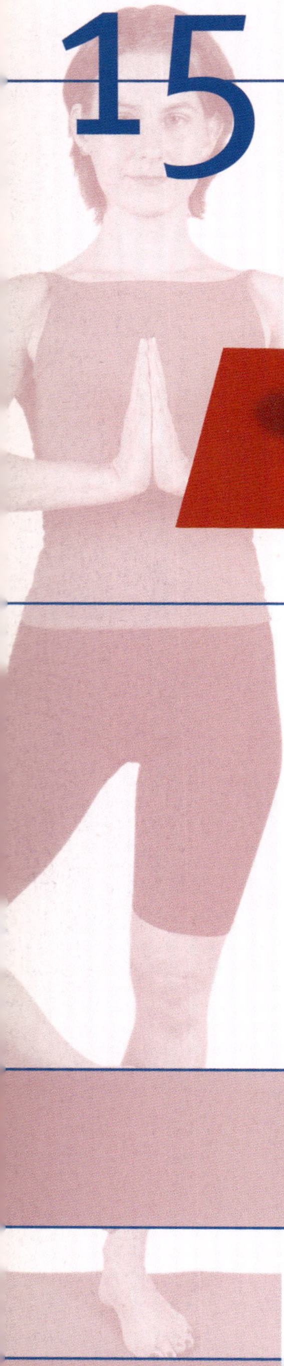

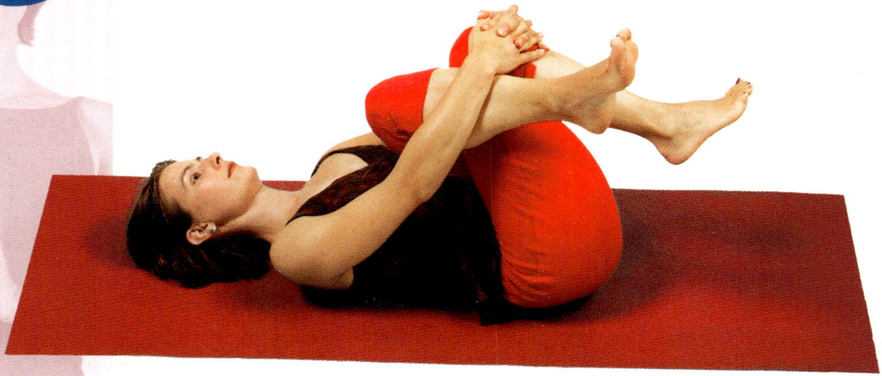

Schlagen Sie Ihre Beine übereinander und ziehen Sie sie zur Brust an. Halten Sie mit Ihren Händen möglichst das untere Knie fest. Atmen Sie mit der Einatmung mit dem Bauch gegen Ihren Oberschenkel und ziehen Sie die Knie mit der Ausatmung noch näher zur Brust. Entspannen Sie so gut wie möglich während der Ausatmung.

Tipp:

Wenn Sie Ihren Kopf nicht mehr bequem ablegen können, weil sich der Nacken zur Decke wölbt, legen Sie sich ein kleines Kissen unter den Kopf. Entspannen Sie Ihren Nacken.

Bein heben - für eine gedehnte Oberschenkelrückseite

16

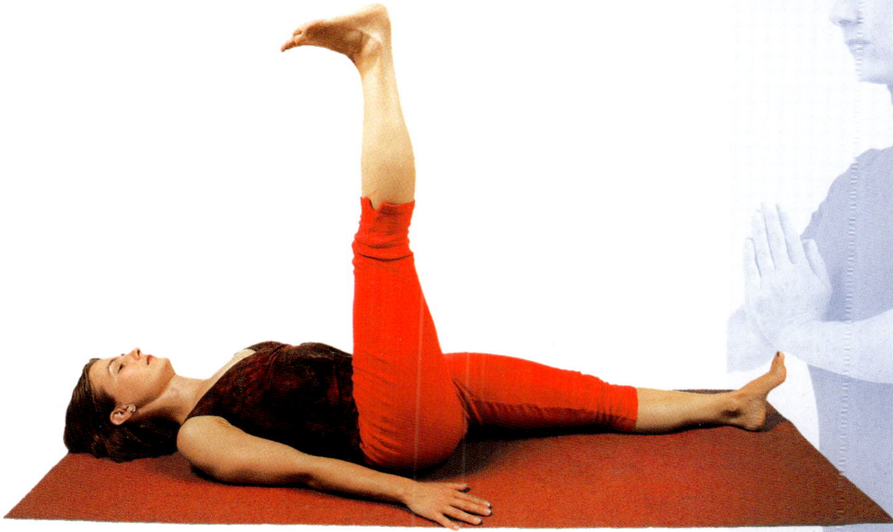

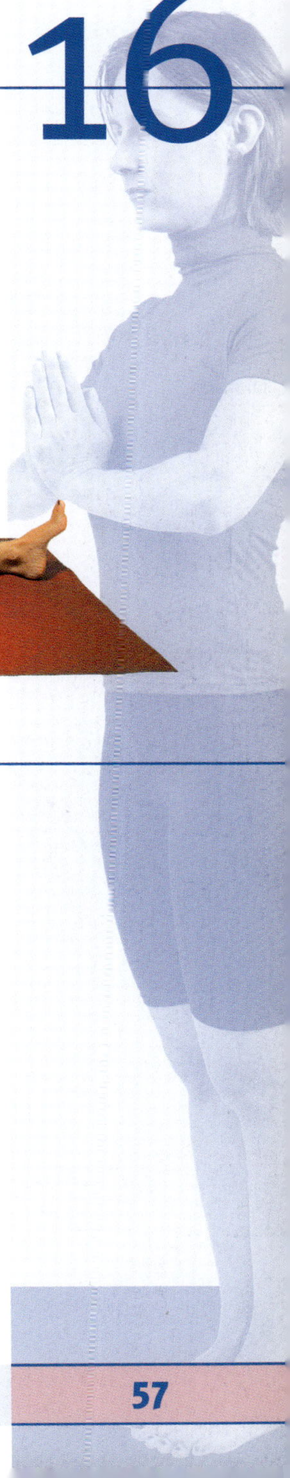

Heben Sie mit der Einatmung Ihr gestrecktes rechtes Bein an. Halten Sie es so hoch wie möglich für einige Atemzüge und senken es dann mit der Ausatmung.

Heben Sie es dann mit der Einatmung erneut an und senken es jedoch gleich wieder mit der nächsten Ausatmung. Heben Sie so mehrere Male Ihr rechtes Bein an.

Strecken Sie beide Beine aus und spüren in Ihre Beine hinein. Welches Bein fühlt sich schwerer, wärmer oder vielleicht länger an?

Wechseln Sie dann erst die Seite.

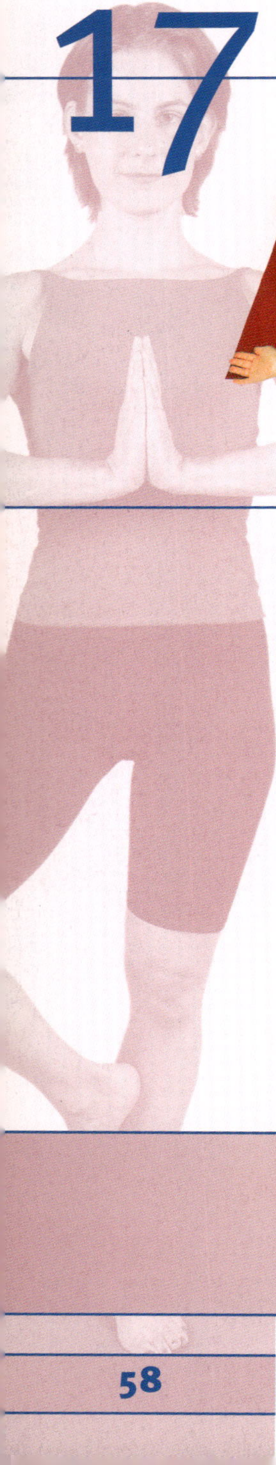

17 Drehhaltung – für einen geschmeidigen Rücken

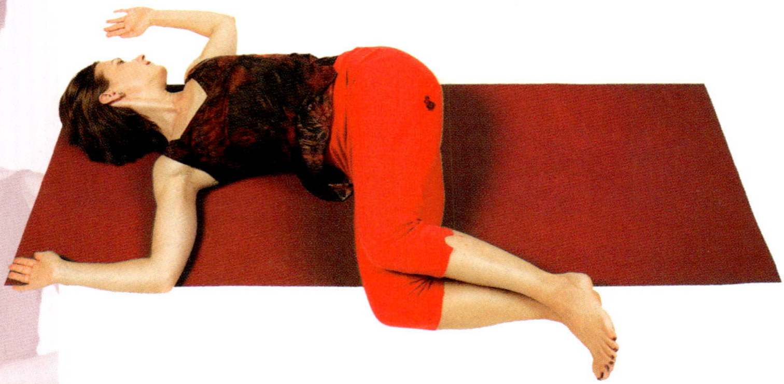

Winkeln Sie in der Seitlage (rechts) beide Beine und Arme an. Heben Sie Ihren linken Arm an und legen ihn mit der Ausatmung auf der linken Seite ab. Ihr Kopf folgt der Drehbewegung. Lassen Sie Ihren Arm mit jeder Ausatmung tiefer und tiefer zum Boden sinken. Entspannen Sie sich.

Lösen Sie die Haltung auf, indem Sie Ihren Arm mit der Einatmung wieder zurückführen.

Legen Sie sich zunächst in die Rückenlage, bevor Sie die andere Seite üben. Spüren Sie dieses neue Gefühl in Ihrem Rücken. Vielleicht haben Sie jetzt das Gefühl, an einem Hang zu liegen, so, als ob die eine Seite bergauf und die andere bergab liegt.

Tipp:

Wenn Sie entweder im unteren Rücken oder in der linken Schulter unangenehme Spannungen verspüren, ziehen Sie Ihr oberes Knie leicht zurück. So werden Sie weiter in die Drehung kommen und den Arm bequemer auf den Boden legen können.

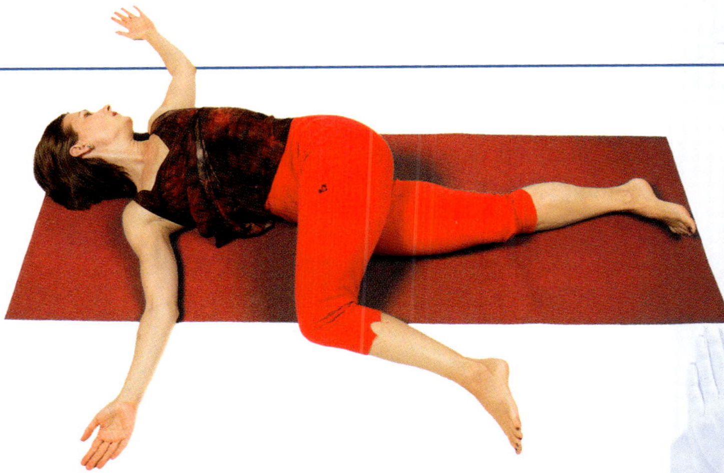

Variationen

1. Strecken Sie Ihr unteres Bein lang aus. So ist die Drehung noch stärker.
2. Überkreuzen Sie Ihre Beine in der Seitlage. So ist die Drehung und damit die Mobilisation der Wirbelsäule am stärksten. Führen Sie diese Variation nur durch, wenn Sie sich in der Haltung noch entspannen können.

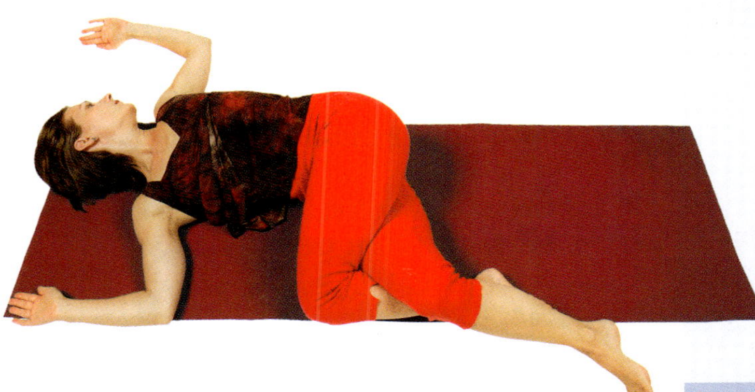

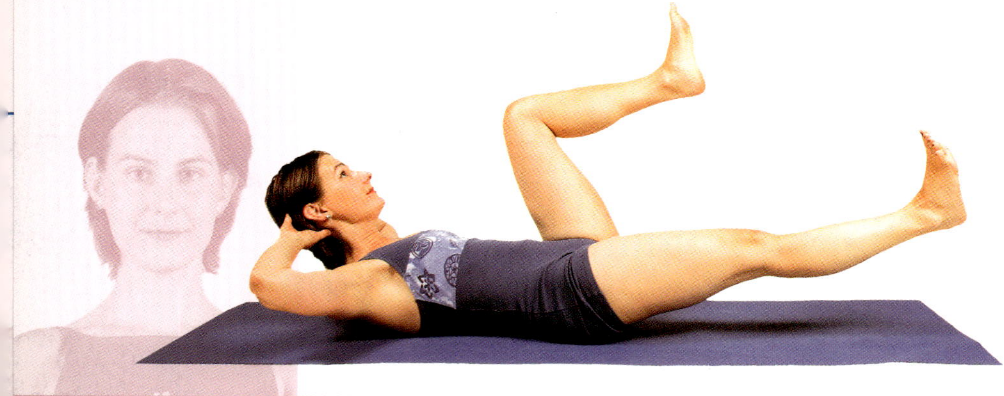

3. Heben Sie den Oberkörper an, ohne ihn einzurollen. Ziehen Sie ein Knie angewinkelt an, es schützt Sie vor einer Hohlkreuzhaltung. Strecken Sie das andere Bein aus: bei wenig Bauchkraft eher diagonal zur Decke, bei viel Bauchkraft parallel zum Boden. Wechseln Sie die Beinhaltung nun im Atemrhythmus. Ziehen Sie mit der Einatmung das gestreckte Bein an und strecken das andere Bein mit der Ausatmung aus.
4. Winkeln Sie die Knie und die Hüfte an. Heben Sie mit der Ausatmung den Oberkörper ab und drehen ihn dabei zur Seite. Halten Sie diese Position und atmen Sie ruhig und gleichmäßig durch die Nase weiter. Machen Sie eine kleine Pause, bevor Sie die andere Seite üben.

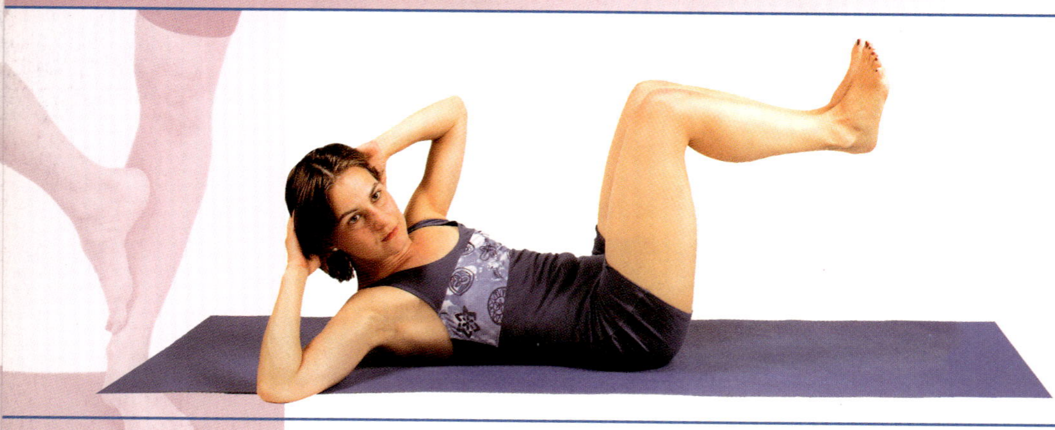

Die Welle

19

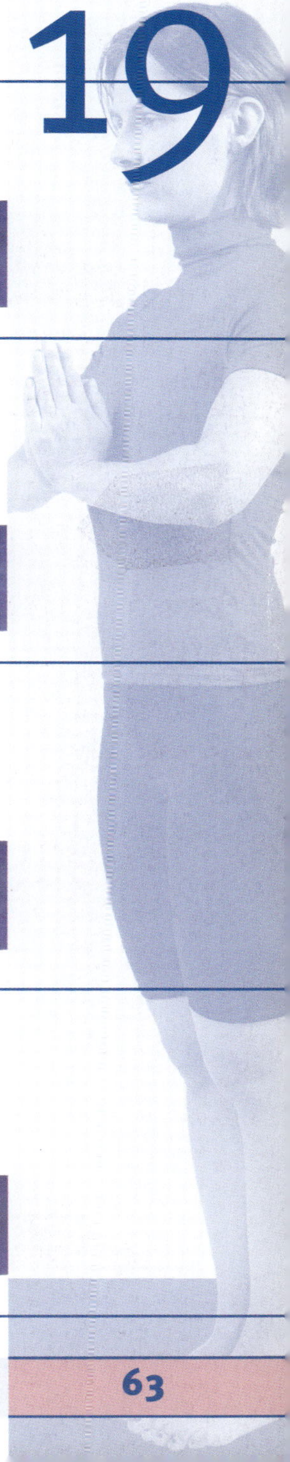

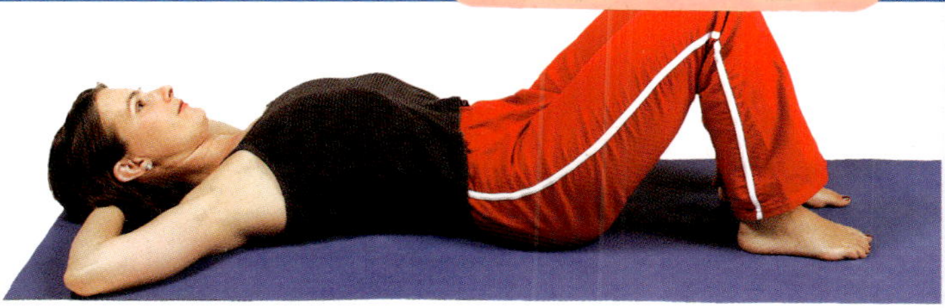

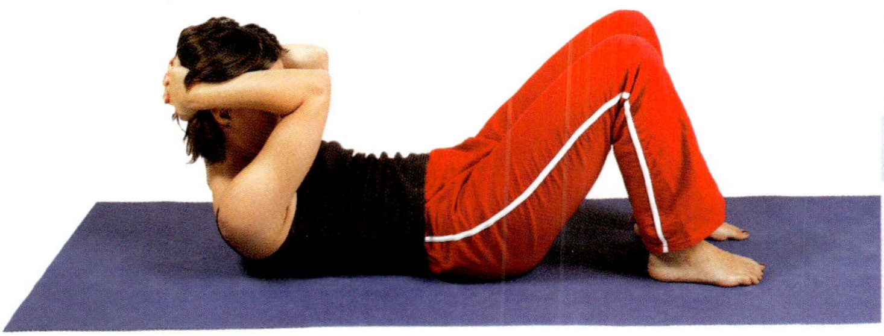

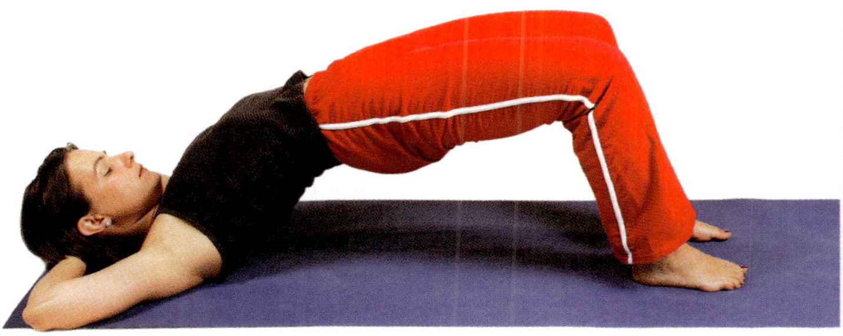

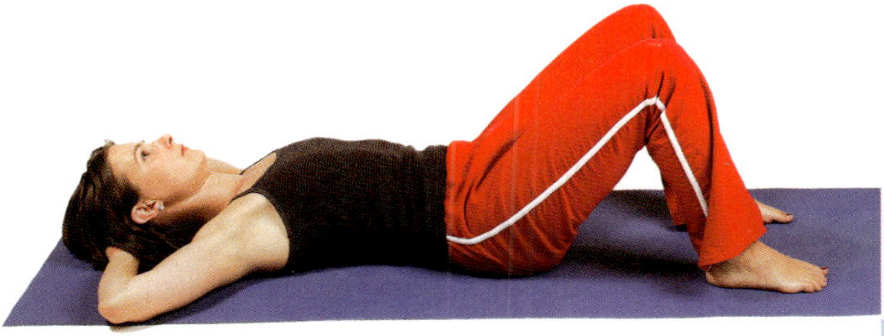

Die „Welle“ ist eine komplexe Übung und besteht aus vier Bewegungsabfolgen und somit vier Atemzügen (2 x Einatmen, 2 x Ausatmen).

1. Drücken Sie mit der Einatmung beide Ellbogen zum Boden. Vermeiden Sie dabei eine Hohlkreuzhaltung.

2. Rollen Sie mit der Ausatmung das Kinn auf die Brust. Es geht darum, den Nacken möglichst lang zu dehnen und die Schlüsselbeine zu senken. Die Ellbogen ziehen zueinander. Dies ist keine Bauchmuskelübung. Heben Sie daher nur den Kopf an.

3. Senken Sie mit der nächsten Einatmung den Kopf und die Ellbogen und heben gleichzeitig Ihr Becken an.

4. Rollen Sie mit der nächsten Ausatmung Ihre Wirbelsäule Wirbel für Wirbel auf dem Boden ab.

Diese Übungsfolge sorgt für einen entspannten und geschmeidigen Rücken.

Um Verspannungen hörbar zu machen, summen Sie ein „Mmmm“, wenn Sie in Schritt vier Ihre Wirbelsäule abrollen. Hören Sie genau hin. Hören Sie einen durchgehenden Summton oder gibt es einige Ruckler oder gar Unterbrechungen?

Wiederholen Sie die gesamte Übungsfolge mehrere Male, bis der Summton durchgehend und gleichmäßig erklingt.

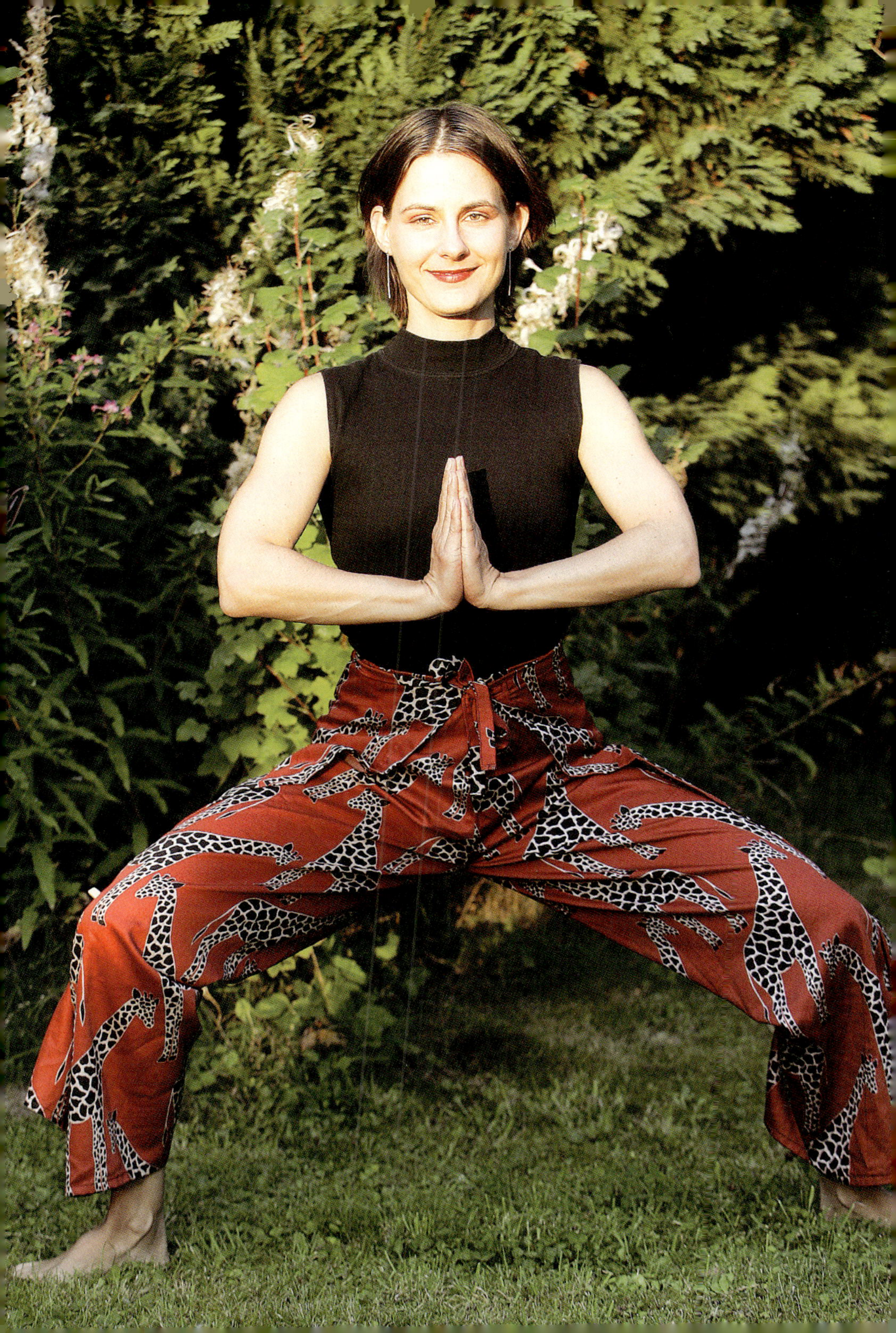

4 Rishikeshreihe und ihre Variationen

Die Rishikeshreihe besteht aus der Anfangsentspannung, Atemübungen, Aufwärmübungen (z. B. dem Sonnengruß), den 12 Grundstellungen und der Endentspannung. In diesem Kapitel sind die Grundstellungen samt Variationen beschrieben.

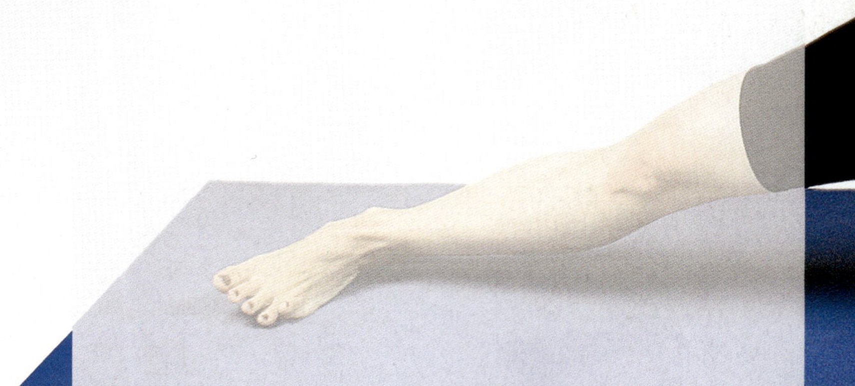

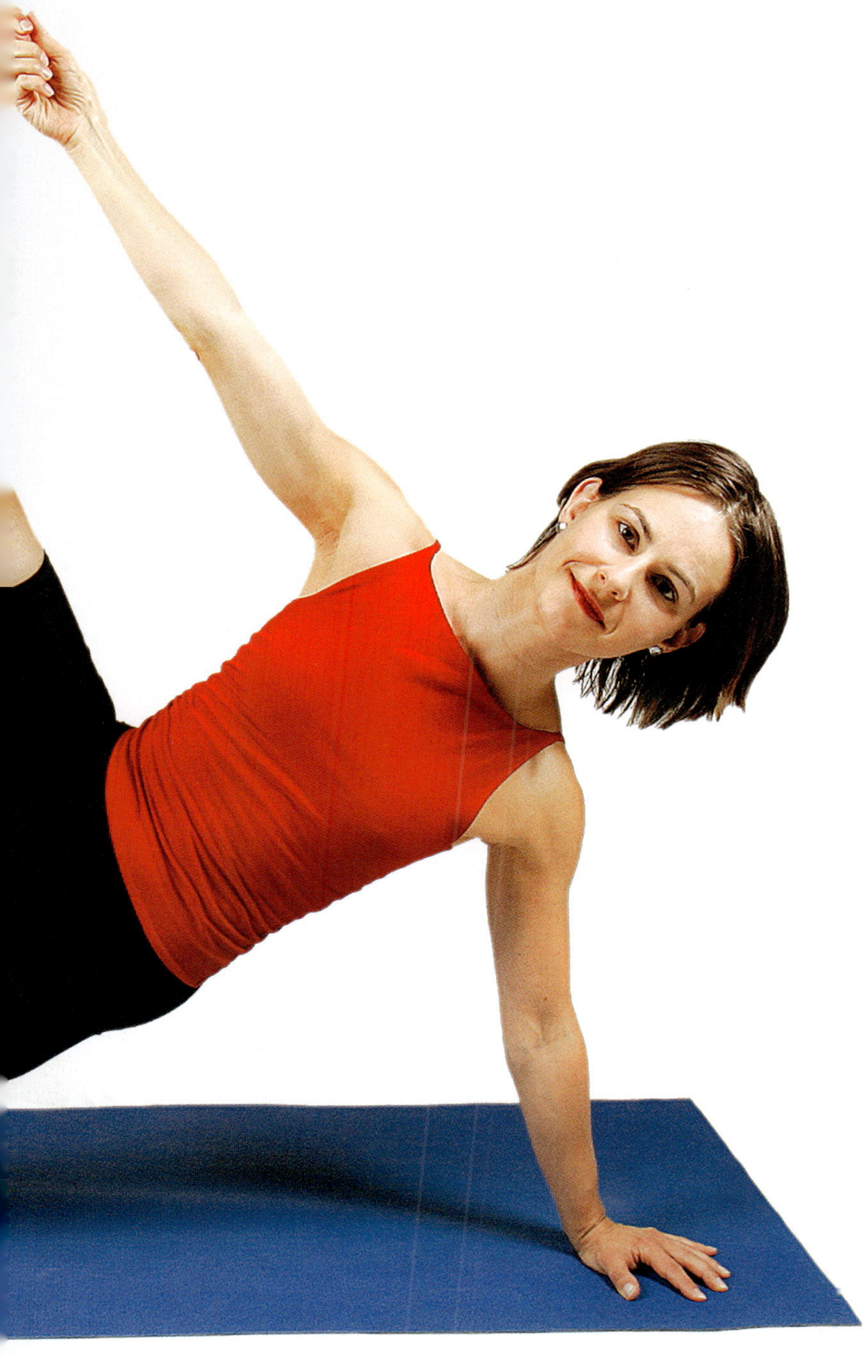

Hier folgen Umkehrstellungen, Vorwärtsbeugen, Rückwärtsbeugen und Drehhaltungen aufeinander. Diese vier Kategorien sollten Sie in jeder Yogastunde in dieser Reihenfolge praktizieren. Je nach Umfang und Trainingszustand können Sie dann mehrere Übungen zu jeder Kategorie auswählen bzw. die Übung an sich vereinfachen oder variieren.

Während der Ausführung der Übungen ist es elementar wichtig, dass Sie

- auf die korrekte Ausführung der Übungen achten, d. h. dort anspannen, wo es erforderlich ist, aber alle anderen Muskeln entspannen.
- angemessen auf Ihr Körpergefühl reagieren und persönliche Grenzen akzeptieren. Yogaübungen dürfen nie Schmerzen hervorrufen.
- auf eine entspannende Bauchatmung achten und wenn Sie sie beherrschen, die Kehlatmung (siehe Kapitel 5 „Entspannung“) anwenden, um noch weiter in die Endposition hineinzugleiten.
- Ihren Geist auf die Übungsausführung und Ihre Atmung konzentrieren. Die Innenwahrnehmung lässt sich am besten mit geschlossenen Augen durchführen. Lassen Sie alle anderen Gedanken über die Vergangenheit und Zukunft beiseite. Bleiben Sie ganz in der Gegenwart.

Schulterstand – Sarvangasana

20

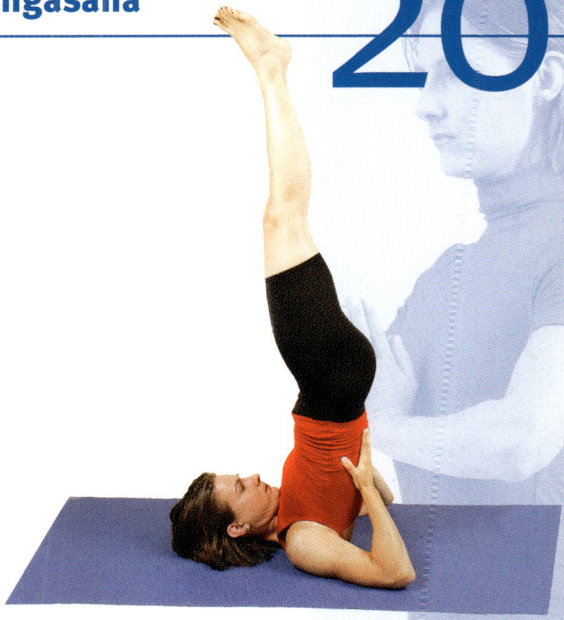

Beginnen Sie den *Schulterstand* aus der Rückenlage. Winkeln Sie die Beine an und strecken Sie sie mit der Einatmung mit etwas Schwung in die Höhe. Halten Sie die Beine geschlossen. Die Hände stützen den Rücken ab. Nähern Sie die Ellbogen möglichst weit an und drücken Sie sie zum Boden. Das sorgt für eine minimale Belastung der Wirbelkörper. Wenn sich die kleinen Finger berühren, wissen Sie, dass Ihre Hände gleich hoch sind. Entspannen Sie die Füße und Waden. Haben Sie ein Gefühl von Weite in der Kehle und halten Sie Ihren Unterkiefer entspannt. Achten Sie darauf, dass der Kopf in Verlängerung der Wirbelsäule liegt. Um aus der Position herauszukommen, nehmen Sie zunächst Ihre Beine ein wenig kopfwärts und rollen dann Ihre Wirbelsäule geschmeidig ab.

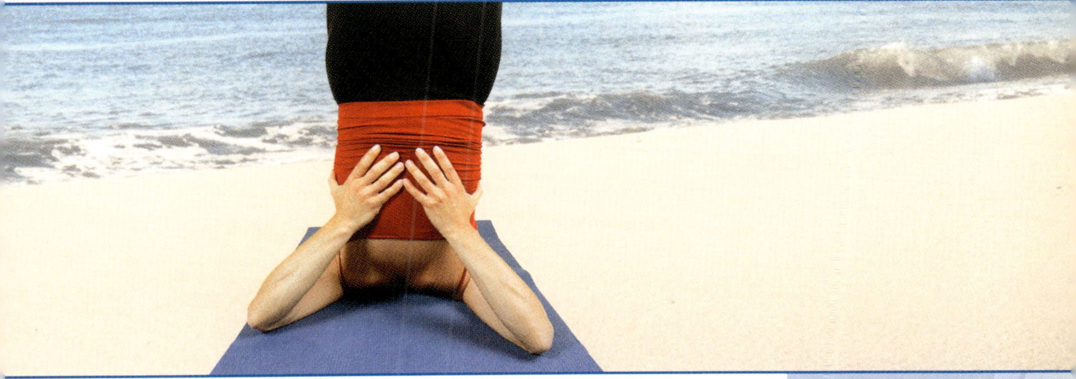

Wirkungen

Der *Schulterstand* eignet sich besonders nach einem anstrengenden Tag, um sich zu erholen und zu neuer Energie zu kommen.

Auf Grund der Umkehrstellung wird der venöse Blutfluss aus den Beinen angeregt. Krampfadern werden vermieden. Ebenso wird der Verdauungstrakt angeregt, auch Magenprobleme können gelöst werden. Die Funktion der Schilddrüse wird normalisiert. Der gesamte Kopfbereich wird besser durchblutet.

Variation

Wenn Sie noch nicht über genügend Kraft für einen nach oben gestreckten Schulterstand verfügen, beginnen Sie damit, die Beine diagonal zu halten. Lassen Sie Ihr Becken in den Händen ruhen. Wenn die Unterarme senkrecht sind, brauchen Sie hier wenig Kraft. Halten Sie die Ellbogen möglichst dicht zusammen. Entspannen Sie Ihre Beine. Halten Sie Ihren Rücken gerade.

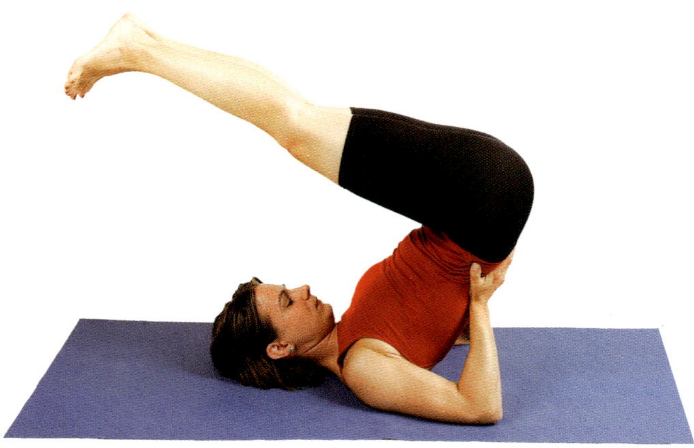

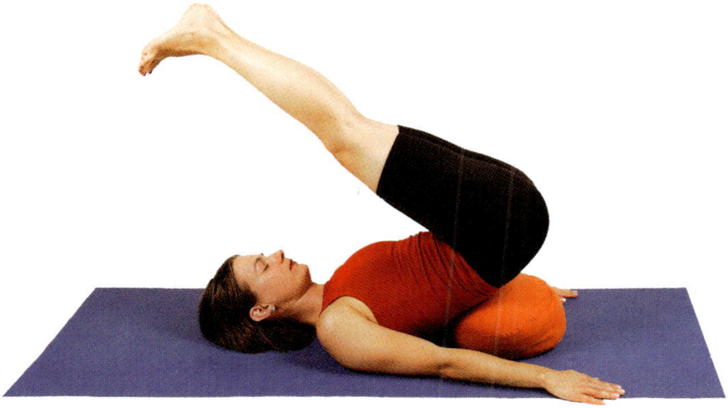

Sie können sich auch ein dickes Kissen als Entlastung für die Arme unterlegen.

Als fortgeschrittener Anfänger können Sie im nach oben gestreckten *Schulterstand* auch in die halbe *Lotusposition* gehen, indem Sie ein Bein anwinkeln und es aus der Hüfte heraus nach außen drehen.

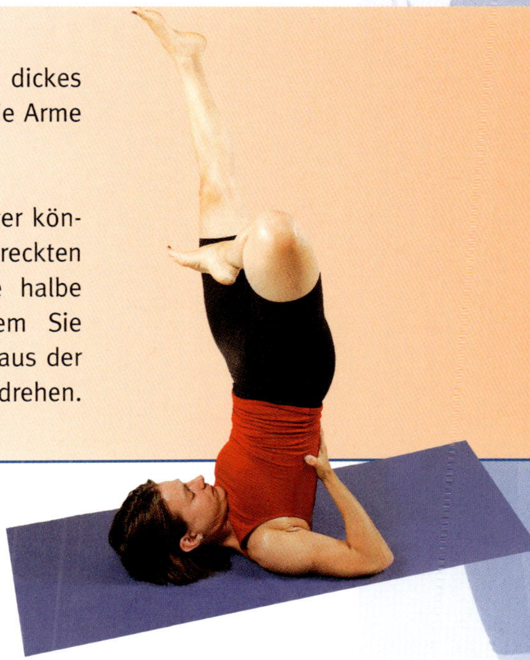

Achtung

Seien Sie vorsichtig, wenn Sie stark überhöhten Blutdruck oder eine Entzündung (Nebenhöhlen, Zähne, Ohren) haben.

Verzichten Sie auf den *Schulterstand*, wenn Sie degenerative oder entzündliche Verschleißerscheinungen in der Halswirbelsäule, erhöhten Augeninnendruck oder grauen Star haben bzw. unter Netzhautablösung leiden.

21 Pflug - Halasana

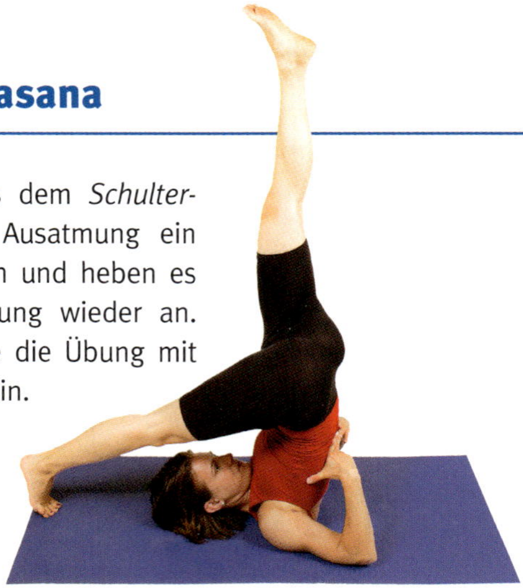

Senken Sie aus dem *Schulterstand* mit der Ausatmung ein Bein zum Boden und heben es mit der Einatmung wieder an. Wiederholen Sie die Übung mit dem anderen Bein.

Wenn Ihre Tagesform es zulässt, dass Sie beide Beine problemlos auf den Boden senken können, tun Sie dies. Morgens sind Sie etwas unbeweglicher als am Abend.

Drücken Sie Ihre Unterarme in den Boden. Wenn Sie beweglich genug sind, tun Sie dies mit gefalteten Händen. Haben Sie ein Gefühl von Weite im Hals und entspannen Sie Ihren Unterkiefer. Richten Sie Ihren Rücken auf, indem Sie versuchen, sich ins Hohlkreuz zu schieben. Keine Sorge, das wird Ihnen in dieser Position nicht gelingen. Ziehen Sie die Fußspitzen an und strecken Sie die Beine, um die Dehnung noch zu verstärken. Um aus der Position herauszukommen, legen Sie Ihre Handflächen als Bremse auf dem Boden ab und rollen Ihren Rücken mit der Ausatmung geschmeidig ab.

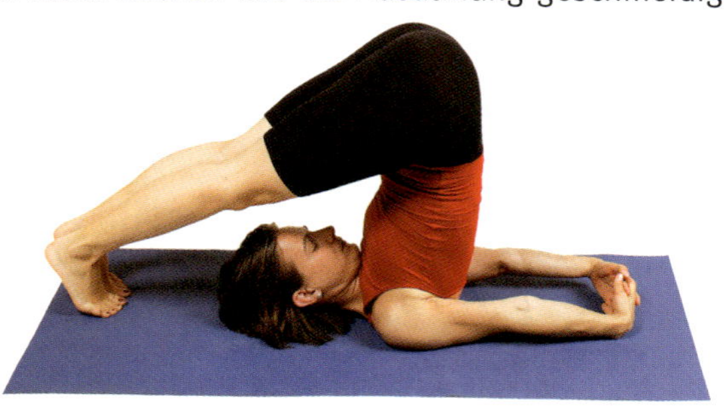

Wirkungen

Ähnlich wie der *Schulterstand* harmonisiert der *Pflug* die Schilddrüsenfunktion. Hierbei erhalten die Bauchorgane noch zusätzlich eine sanfte Massage. Zudem lösen sich durch die starke Dehnung Verspannungen im Nacken.

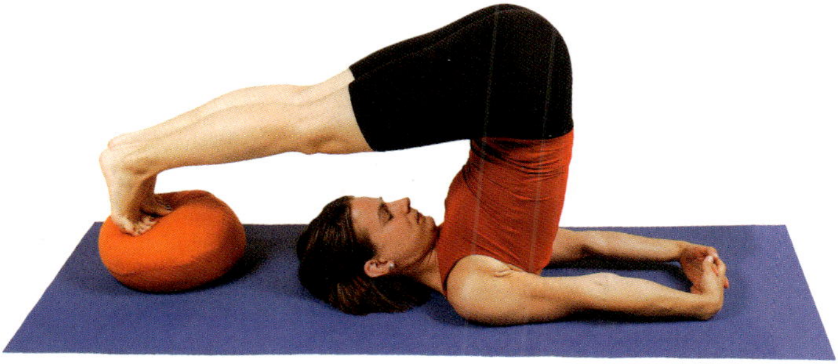

Variation

Wenn Sie mit den Füßen nicht den Boden erreichen, können Sie sie in der Luft hängen lassen. Können Sie sich so nicht ausreichend entspannen, legen Sie die Füße auf einem dicken Kissen oder einem Stuhl ab. Strecken Sie die Wirbelsäule und die Beine mit jeder Einatmung und entspannen Sie mit jeder Ausatmung, ohne die Position zu verändern.

Achtung

Seien Sie vorsichtig, wenn Sie stark überhöhten Blutdruck oder eine Entzündung (Nebenhöhlen, Zähne, Ohren) haben.

Verzichten Sie auf den *Pflug*, wenn Sie degenerative oder entzündliche Verschleißerscheinungen in der Halswirbelsäule, erhöhten Augeninnendruck oder grauen Star haben bzw. unter Netzhautablösung leiden.

22 Brücke – Setu Bandhasana

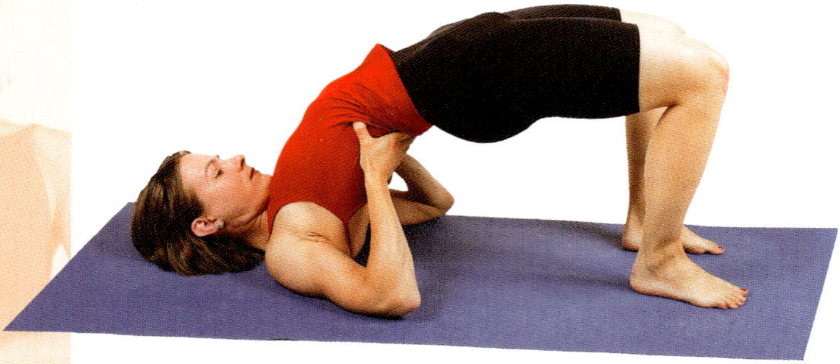

Die *Brücke* und der *Fisch* (siehe nächste Übung) zählen zu den Rückbeugen und gelten als Gegenübung zum *Schulterstand* und zum *Pflug* und sollten danach zum Ausgleich durchgeführt werden.

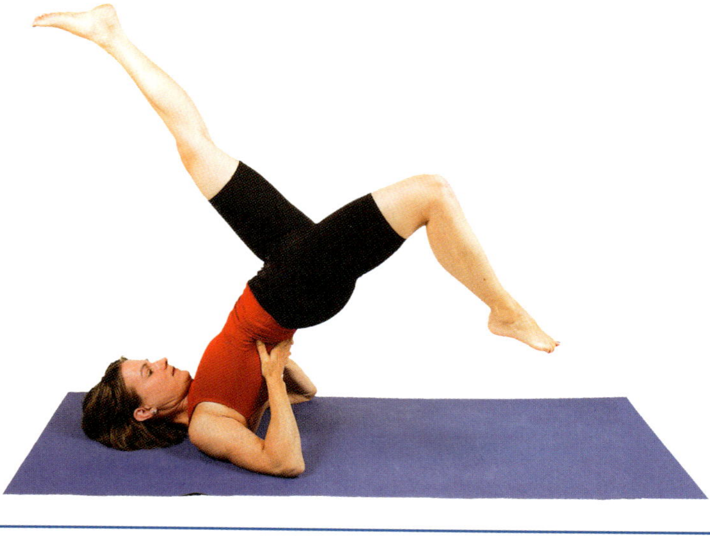

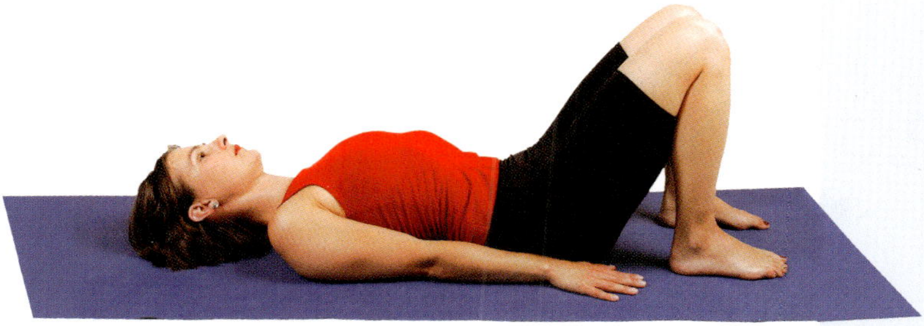

Sie können entweder direkt aus dem *Schulterstand* in die *Brücke* gelangen oder die *Brücke* von unten her aufbauen.

Unterstützen Sie mit den Händen den unteren Rücken. Setzen Sie die Füße schulterbreit oder enger auf. Ziehen Sie die Knie nach vorn, ohne dabei über die Fußspitzen hinwegzuragen. So wird Ihre Wirbelsäule gestreckt. Dies bietet Schutz vor einer Stauchung des Rückens.

Wirkungen

Die *Brücke* wirkt regenerierend. Sie stärkt die gesamte Körperrückseite, dehnt sanft den Nacken und die Körpervorderseite. Sie führt zu Harmonie und einem Einheitsgefühl.

Variationen

Diese Variationen sind für bewegliche Menschen gedacht.

Strecken Sie die Beine ganz aus. Beide Fußsohlen bleiben am Boden. Belasten Sie die Fußinnenkanten ebenso wie die Fußaußenkanten. Öffnen Sie weder die Ellbogen noch die Knie weiter als in der Grundstellung.

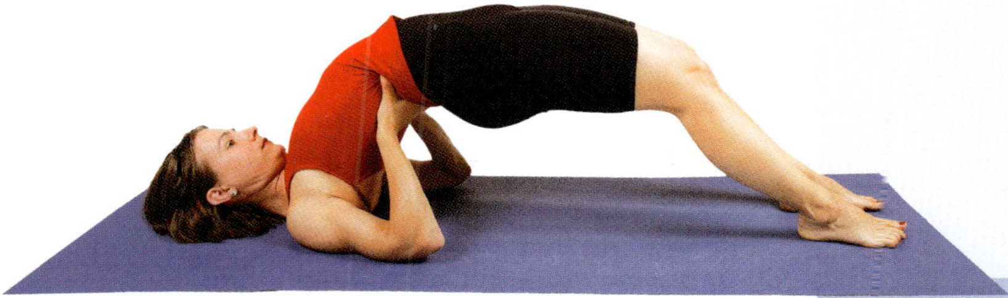

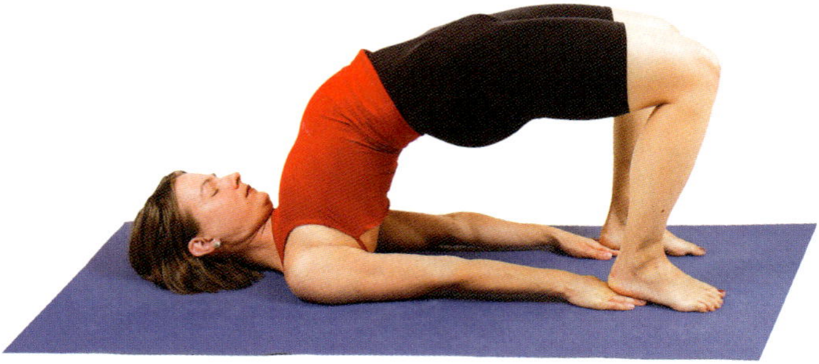

Stellen Sie sich mit den Fersen auf die Fingerspitzen. Strecken Sie weiterhin Ihre Wirbelsäule.

Umfassen Sie mit den Händen die Fußknöchel. Führen Sie diese Variation nur durch, wenn Sie Ihren Rücken dabei noch strecken können, indem Sie Ihre Knie nach vorn ziehen und dass, ohne dabei mit den Knien über die Fußspitzen zu ragen. Belasten Sie auch in dieser Variation die Fußinnenkanten ebenso wie die Fußaußenkanten.

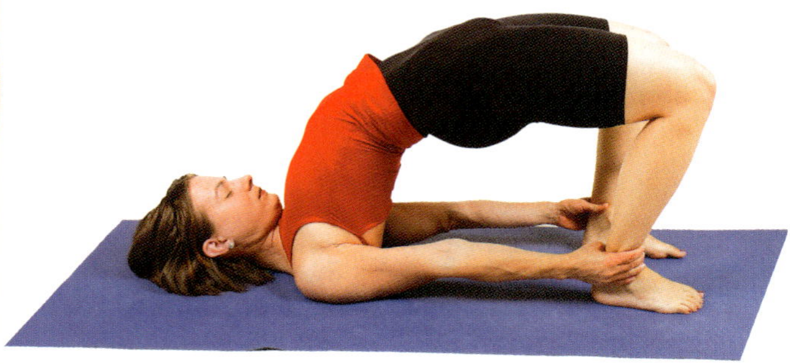

Achtung

Seien Sie vorsichtig, wenn Sie stark überhöhten Blutdruck oder eine Entzündung (Nebenhöhlen, Zähne, Ohren) haben. Verzichten Sie auf die *Brücke*, wenn Sie degenerative oder entzündliche Verschleißerscheinungen in der Halswirbelsäule, erhöhten Augeninnendruck oder grauen Star haben bzw. unter Netzhautablösung leiden.

Fisch – Matsyasana

23

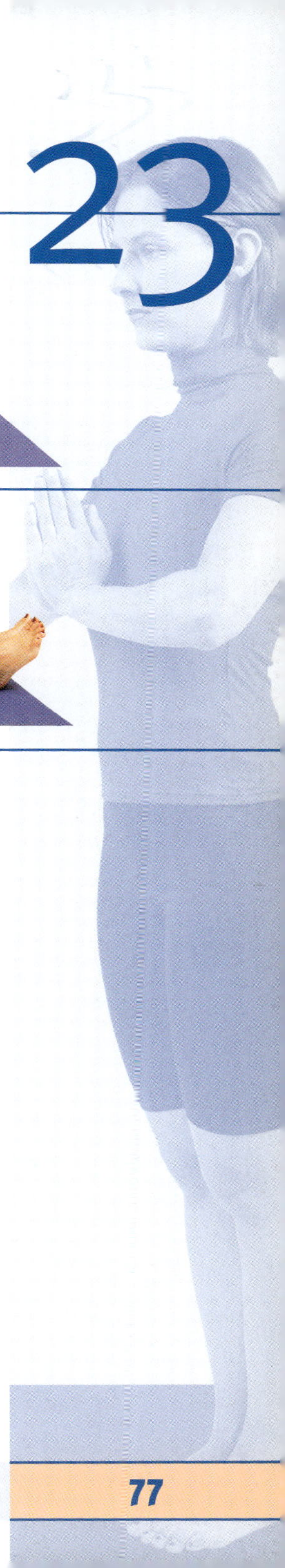

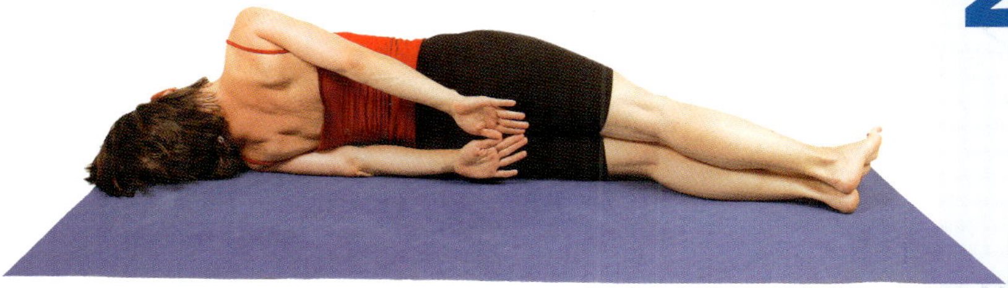

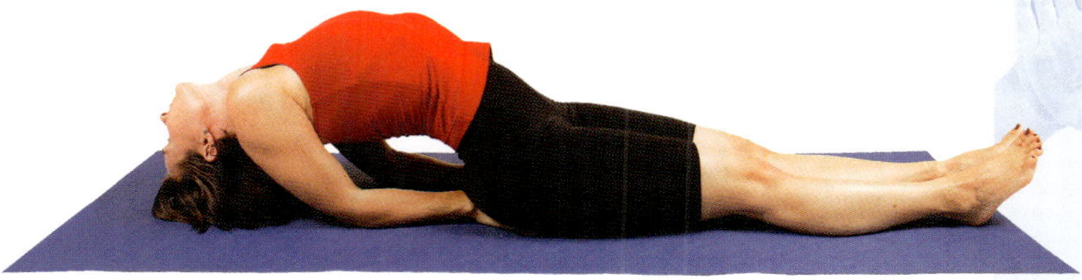

Der *Fisch* und die *Brücke* (siehe vorherige Übung) zählen zu den Rückbeugen und gelten als Gegenübung zum *Schulterstand* und zum *Pflug* und sollten danach zum Ausgleich durchgeführt werden.

Legen Sie die Arme unter dem Rücken ganz dicht zusammen. Geben Sie dann mit der Einatmung Kraft auf die Ellbogen und heben so den Oberkörper an. Strecken Sie Ihre gesamte Wirbelsäule, Ihr Brustbein strebt dabei in Richtung Decke. Senken Sie nun Ihren Kopf zum Boden. Achten Sie darauf, nur wenig Gewicht auf dem Kopf zu haben. Die Ellbogen stützen den Oberkörper und je mehr Kraft Sie im Rücken entwickeln, desto besser tragen die Rückenmuskeln schließlich den größten Teil des Oberkörpers. Konzentrieren Sie sich hauptsächlich auf die Kraft im oberen Rücken, indem Sie beide Schulterblätter an die Wirbelsäule heranziehen und das Brustbein nach oben wölben. Atmen Sie tief und gleichmäßig in den Bauch und Brustkorb. Entspannen Sie Ihre Beine.

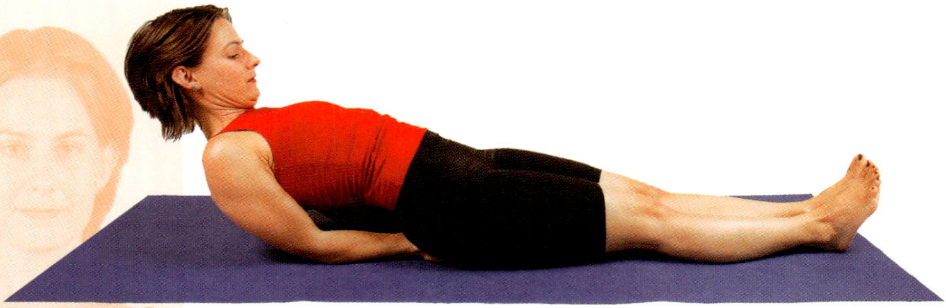

Um wieder aus der Stellung herauszukommen, geben Sie mit der Einatmung Kraft auf die Ellbogen und heben den Kopf wieder an. Möglichst so weit, dass Sie Ihre Fußspitzen sehen können. Legen Sie dann den Oberkörper mit der Ausatmung wieder ab.

Wirkungen

Auch der *Fisch* harmonisiert die Funktion der Schilddrüse und schafft Abhilfe bei verspannter Schulter-Nacken-Muskulatur, die vielleicht beim *Schulterstand* fühlbar geworden ist. Der *Fisch* ist gut gegen eine Rundrückenhaltung. Er stärkt die Muskeln vor allem auf Höhe der Brust- und Lendenwirbelsäule. Der Brustkorb wird geweitet, was eine tiefe Atmung ermöglicht. Emotionale Spannungen lösen sich.

Variationen

Wenn Sie den Kopf nicht auf der Matte ablegen können, halten Sie ihn in der Luft. Da diese Ausführung anstrengender sein kann, vor allem, wenn der Blick noch in Richtung Decke geht, halten Sie diese Stellung nicht ganz so lange.

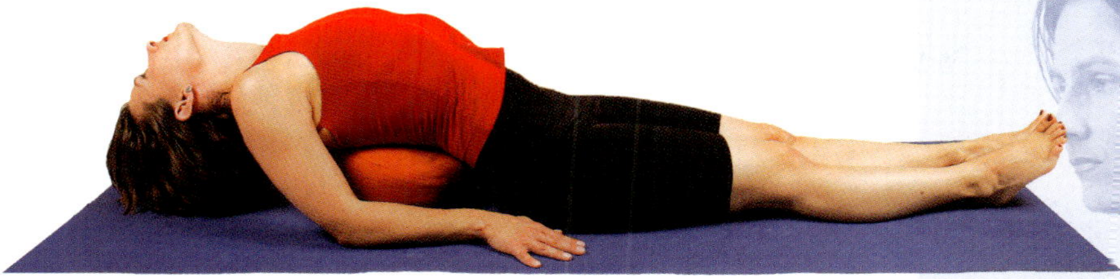

Sie können sich als Hilfe auch ein dickes Kissen unter den Rücken legen, um so die Brustkorböffnung zu erreichen. So können Sie sich nahezu passiv über das Kissen legen. Um Fortschritte in dieser Asana zu machen, sollten Sie trotz Kissen versuchen, Kraft im oberen Rücken zu entwickeln.

Achtung

Seien Sie vorsichtig bei Halswirbelsäulen- oder Schulterbeschwerden.

Legen Sie sich ein Kissen unter den Kopf, wenn Sie stark erhöhten Blutdruck oder eine Schilddrüsenüberfunktion haben.

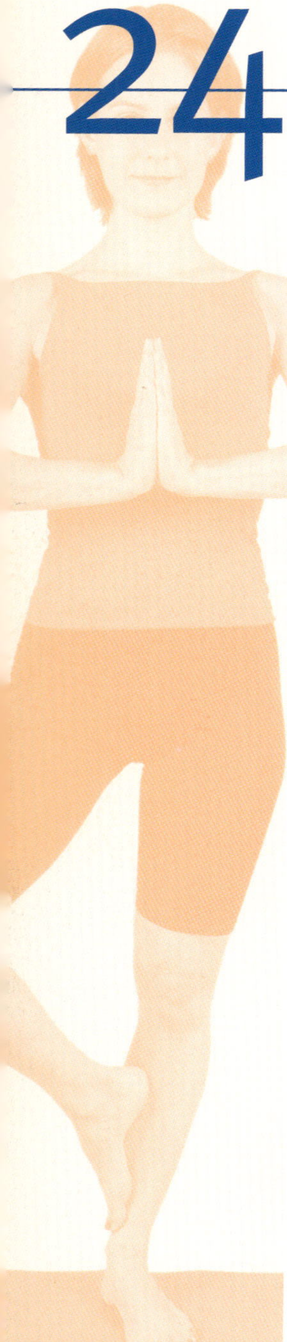

24 Vorwärtsbeuge – Paschimothanasana

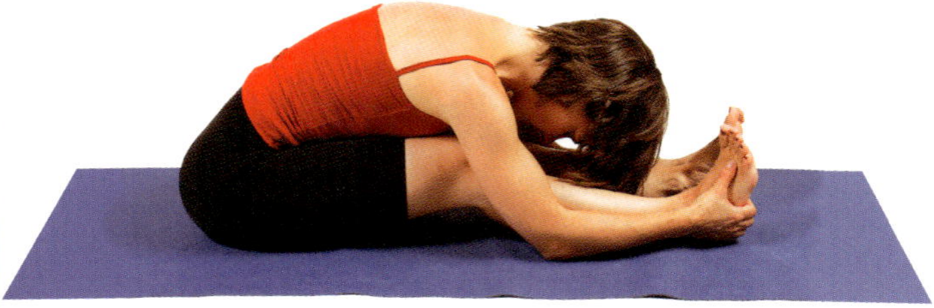

Ziehen Sie im Langsitz mit Ihren Händen beide Gesäßhälften nach hinten, sodass Ihr Becken möglichst weit nach vorne kippt. Behalten Sie die Streckung in beiden Beinen bei. Heben Sie mit der Einatmung beide Arme nach oben und neigen sich aus den Hüften mit der Ausatmung nach vorn. Halten Sie den Rücken unbedingt gerade. Lassen Sie dann die Arme entspannt hängen. Strecken Sie mit jeder Einatmung Ihren Scheitel noch weiter in Verlängerung der Wirbelsäule und entspannen mit jeder Ausatmung in den Hüften und den Oberschenkelrückseiten, sodass Sie eventuell noch etwas weiter nach unten kommen. Streben Sie dabei mit dem Bauchnabel in Richtung Ihrer Beine.

Versuchen Sie, sich dann mehrere Atemzüge zu entspannen. Legen Sie dazu Ihren Oberkörper auf den Knien ab.

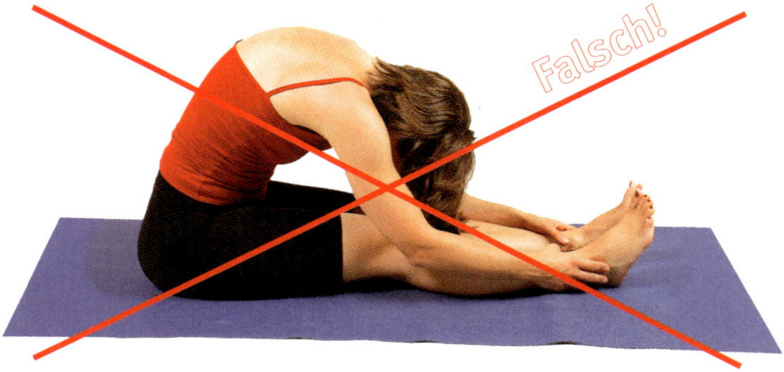

Vermeiden Sie auf jeden Fall eine Rundrückenhaltung. So schadet Ihnen die Übung mehr, als dass sie Nutzen bringt.

Wirkungen

Die *Vorwärtsbeuge* stimuliert das Immunsystem und hilft somit bei beginnenden Erkältungen. Sie regt ebenso die Bauchorgane, wie z. B. Nieren, Leber und die Bauchspeicheldrüse (gut für Diabetiker), an. Die Oberschenkelrückseiten und die Waden werden gedehnt.

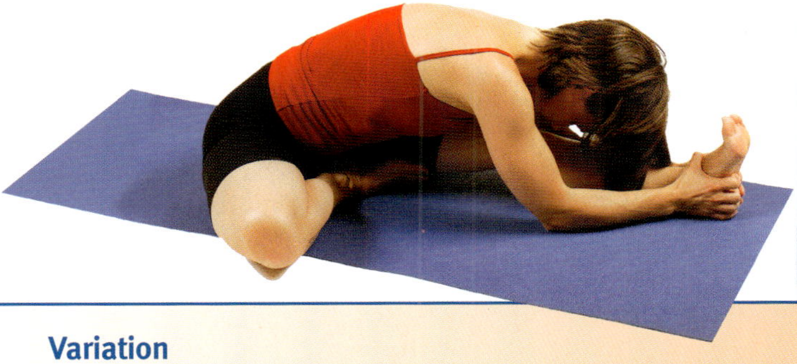

Variation

Winkeln Sie ein Bein zur Seite an. Der Fuß berührt den anderen Oberschenkel. Neigen Sie sich so mit geradem Rücken aus den Hüften nach vorn.

Wenn Sie Ihren Oberkörper nicht bequem auf Ihren Knien ablegen können, nehmen Sie sich ein Kissen oder einen Stuhl zu Hilfe.

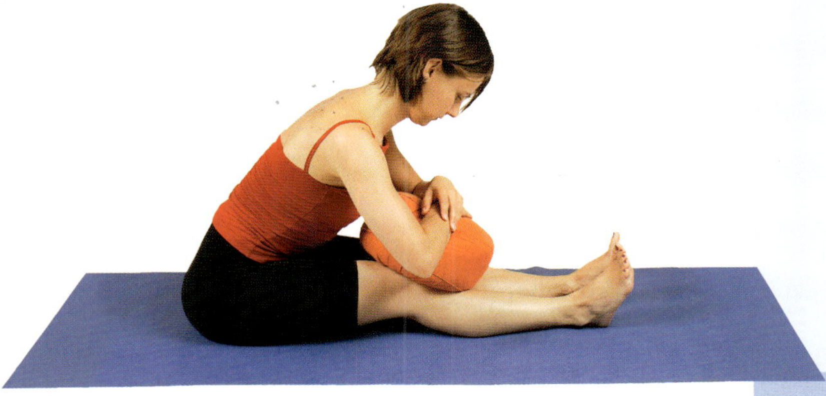

Anfangs kann der Dehnreiz an der Oberschenkelrückseite auch schon groß genug sein, wenn Sie sich einfach nur gerade hinsetzen. Stützen Sie sich dann mit den Händen dicht hinter dem Gesäß am Boden ab.

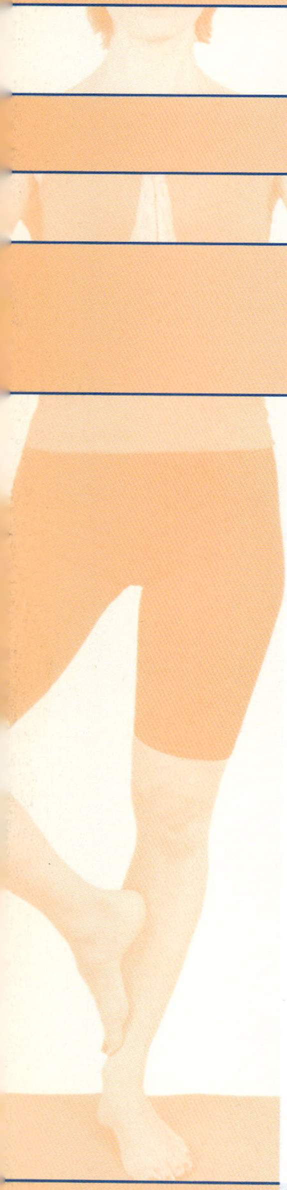

Tipp 1:

Legen Sie sich eine Decke unter das Gesäß, so kippt das Becken leichter nach vorn.

Tipp 2:

Erreichen Sie die Füße nicht mit den Händen, legen Sie sich als Armverlängerung einen Gürtel um die Fußballen und fassen die Gürtelenden. Ziehen Sie sich so mit geradem Rücken nach vorn.

Achtung

Üben Sie mit Hilfsmitteln, wenn Sie einen starken Rundrücken haben. Achten Sie dann mehr auf die Streckung als auf die Entspannung.

Haben Sie Ischiasbeschwerden (durch degenerative Verschleißerscheinungen oder durch einen Bandscheibenvorfall), vermeiden Sie es auf jeden Fall, in den Schmerz hineinzudehnen, wenn er sich nicht nach kurzer Zeit auflöst.

Seien Sie vorsichtig bei Entzündungen oder erst kurze Zeit zurückliegenden Operationen im Bauchraum.

Schiefe Ebene – Purvotthasana

25

Diese Stellung wird auch *Bretthaltung – Caturanga Dandasana* genannt.

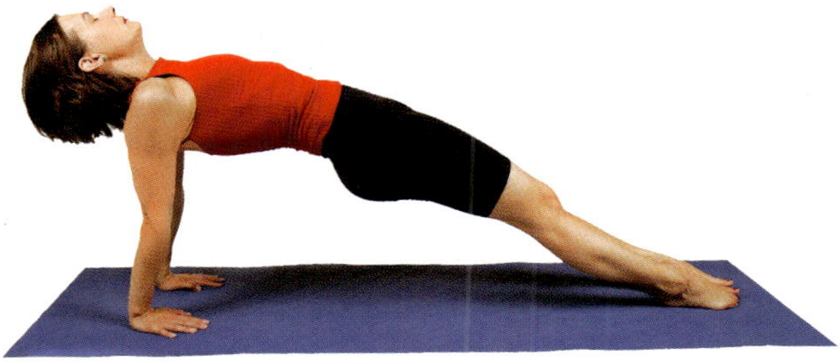

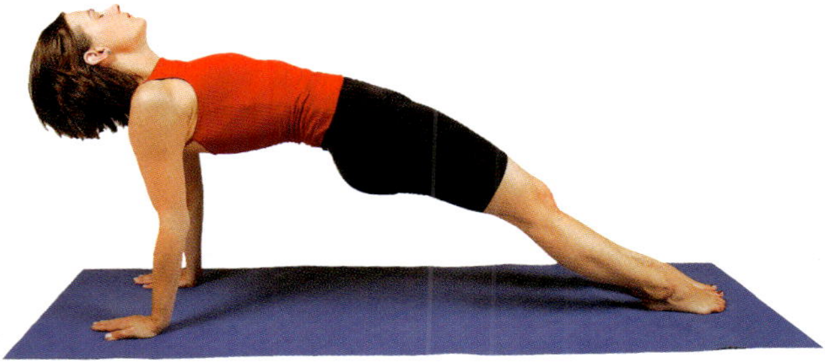

Die *schiefe Ebene* ist eine Ausgleichshaltung zur *Vorwärtsbeuge* und sollte daher im Anschluss durchgeführt werden.

Drücken Sie sich aus dem Langsitz hoch in die *Bretthaltung*. Strecken Sie sowohl Ihr Becken als auch Ihr Brustbein so weit wie möglich in Richtung der Zimmerdecke. Sie können die Fingerspitzen zu den Füßen hin oder von den Füßen weg zeigen lassen. Achten Sie darauf, in den Ellbogengelenken nicht zu überstrecken. Heben Sie das Becken weit an und schieben Sie es gleichzeitig in Richtung Ihrer Füße. So kommen die Fußspitzen leichter zum Boden. Diese Stellung erfordert viel Kraft. Atmen Sie trotzdem ruhig und gleichmäßig.

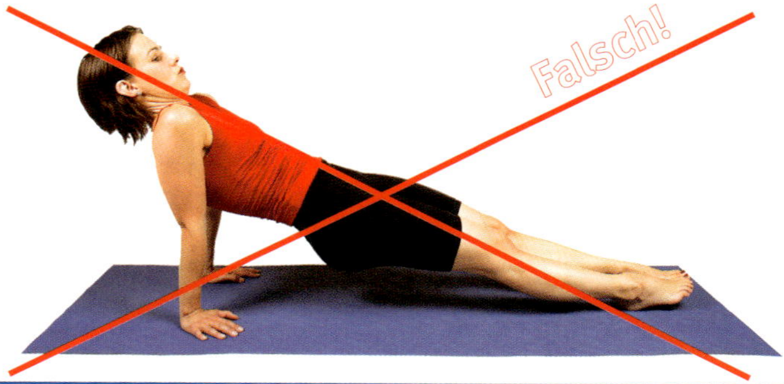

Lassen Sie sich nicht passiv in den Schultern hängen. Überstrecken Sie nicht Ihre Ellbogengelenke.

Wirkungen

Die gesamte Stützmuskulatur des Rumpfs wird gekräftigt. Der Kreislauf wird angeregt und die Atmung vertieft. Ihr Durchhaltevermögen verbessert sich.

Variationen

Wenn Sie noch nicht die Kraft haben, sich so weit hochzudrücken, dass Ihr Blick zur Decke geht, überstrecken Sie nicht Ihre Halswirbelsäule, nur um nach oben zu blicken. Schauen Sie dann geradeaus. Drücken Sie sich trotzdem so weit wie möglich aus den Schultern heraus.

Tipp:

Spannen Sie Ihren Beckenboden mit an. So werden Sie Ihr Becken noch höher strecken können.

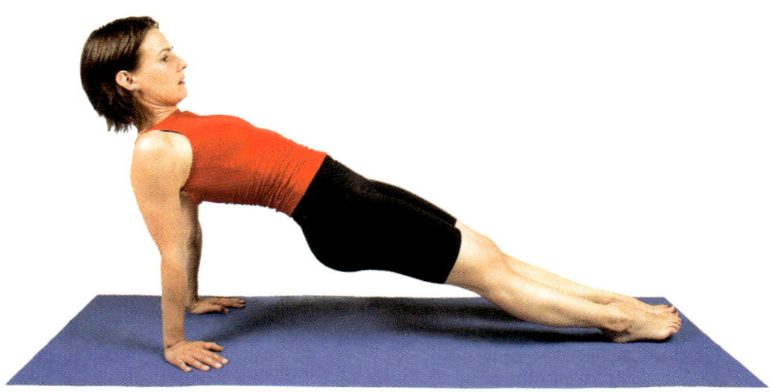

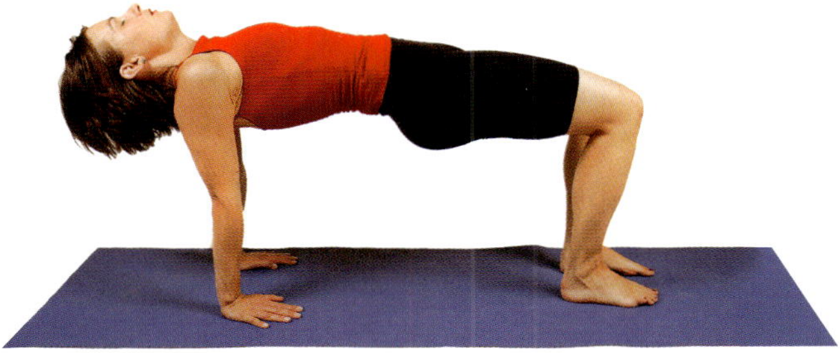

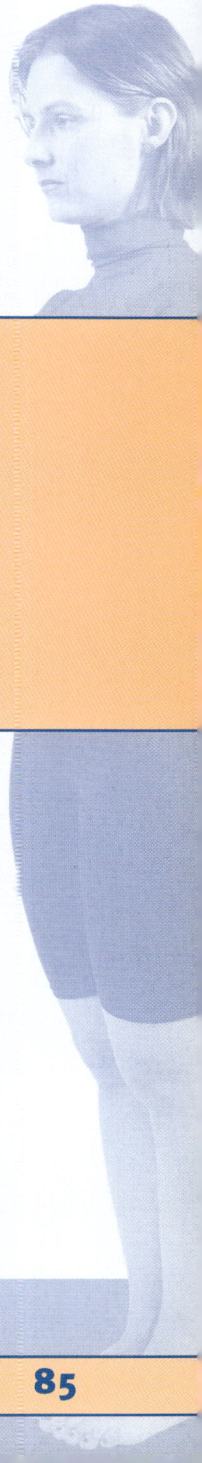

Der *Tisch* ist eine Variation der *schiefen Ebene*, die weniger anstrengend ist und den unteren Rücken durch die angewinkelten Beine entlastet. Den Kniewinkel nicht kleiner als 90° werden lassen. Die Hüfte so weit wie möglich strecken.

Der Kopf kann noch weiter gestreckt werden oder bei Halswirbelsäulenproblemen auch weiter gebeugt werden.

Achtung

Seien Sie vorsichtig, wenn Sie Probleme mit den Handgelenken haben. Sie können sich dann auf die Faust stützen. Aber, Achtung, die Haltung ist dann instabiler.

Gehen Sie sanft mit Ihrem Körper um, wenn Sie sich allgemein geschwächt fühlen. Für diese Stellung brauchen Sie viel Kraft.

26 Kobra – Bhujangasana

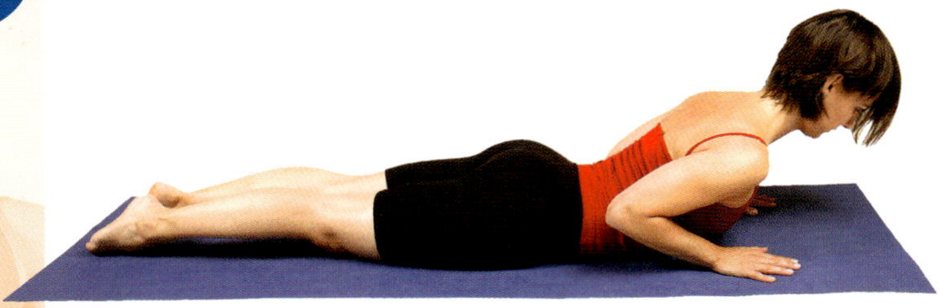

Legen Sie in der Bauchlage die Hände unter die Schultern, sodass die Fingerspitzen mit den Schultern abschließen. Strecken Sie die Füße lang aus und spannen Sie das Gesäß an. Ziehen Sie mit den Händen fußwärts, ohne dass eine Bewegung sichtbar wird. So streckt sich Ihre Wirbelsäule: eine Grundvoraussetzung für jede Rückwärtsbeuge. Zudemfällt es Ihnen so leichter, Ihr Brustbein nach vorn zu schieben. Legen Sie die Ellbogen dicht an den Rumpf und senken Sie die Schultern.

Richten Sie sich dann aus der Kraft des Rückens auf. Es ist nicht wichtig, dass Ihr Blick weit nach oben geht, sondern dass sich Ihr Brustbein aus dem oberen Rücken heraus aufrichtet. Kontrollieren Sie, ob Ihre Ellbogen immer noch dicht am Rumpf sind und die Schultern gesenkt. Sonst können die Nackenverspannungen schnell zunehmen.

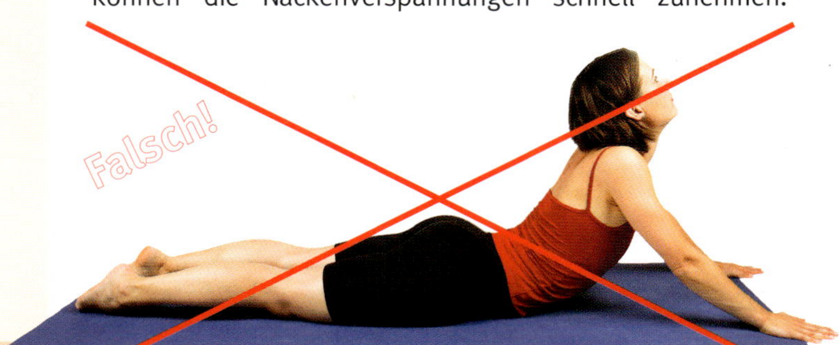

Überlassen Sie das Hochdrücken nicht ausschließlich den Armen, sondern richten Sie sich hauptsächlich aus der Kraft des Rückens auf. Setzen Sie Ihre Hände nicht vor, sondern unter den Schultern auf. Die Rückbeuge kommt aus dem oberen Rücken, nicht ausschließlich aus der Halswirbelsäule. Verzichten Sie ganz darauf, den Kopf zurückzunehmen, wenn Sie einen starken Rundrücken haben.

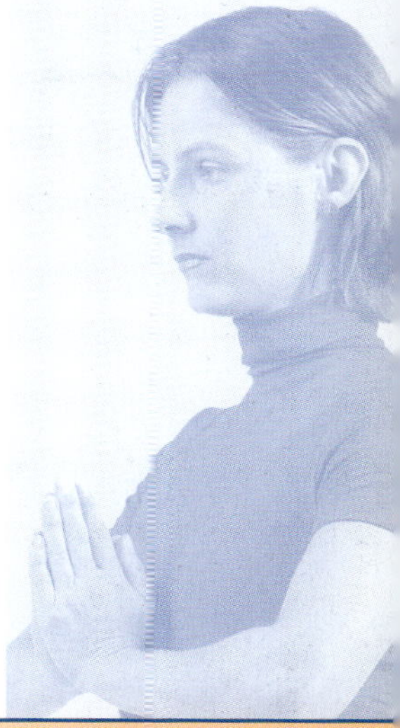

Wirkungen

Der Druck auf die Bauchorgane durch die Bauchatmung hilft gegen Verstopfung und bei Menstruationsbeschwerden. Der gesamte Rücken wird gestärkt. Die Rumpfvorderseite wird gedehnt und die Atmung vertieft. Die *Kobra* wirkt allgemein aktivierend.

Variationen

Sie können die *Kobra* auch noch höher ausführen. Kontrollieren Sie zwischendurch, wie viel Kraft tatsächlich aus dem Rücken kommt, indem Sie Ihre Hände abheben und so einige Atemzüge verweilen.

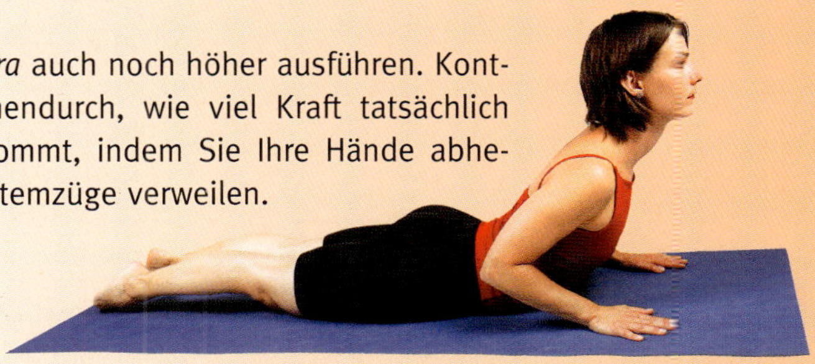

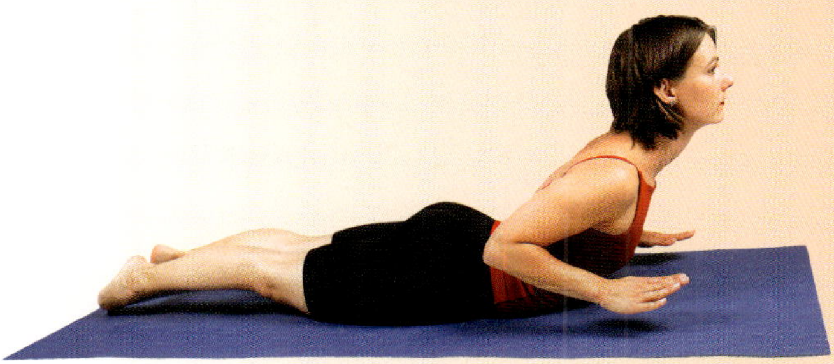

Achtung

Seien Sie vorsichtig bei akuten Problemen im Lendenwirbelsäulenbereich. Heben Sie Ihren Oberkörper dann, wenn möglich, nur wenige Zentimeter vom Boden ab.

27 Heuschrecke - Shalabhasana

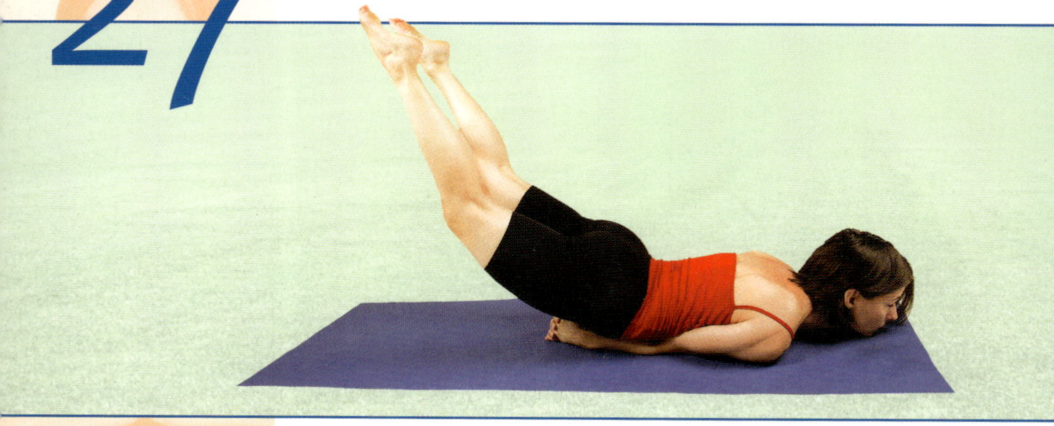

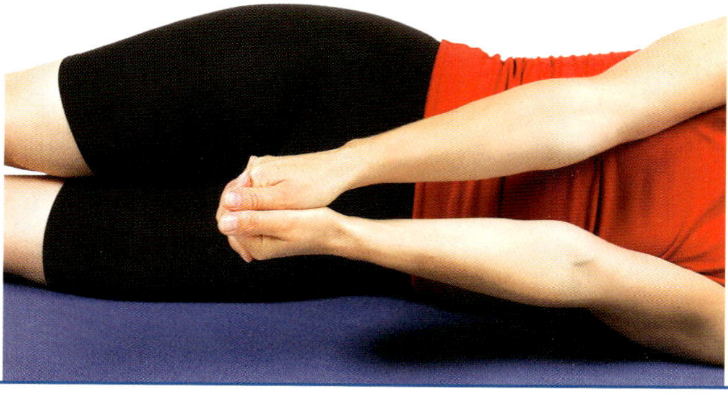

Falten Sie die Hände und legen Ihre Daumen gestreckt oben auf. Sie können ebensogut die Hände zur Faust ballen und nebeneinander unter das Becken schieben. Legen Sie dann die gestreckten Arme möglichst dicht zusammen unter Ihr Becken und ziehen Sie in Richtung Ihrer Füße. Setzen Sie das Kinn auf dem Boden auf. Sammeln Sie Kraft in den Armen und heben mit der Einatmung die Beine gestreckt und möglichst geschlossen an. Entwickeln Sie die Kraft aus dem Rücken und drücken Sie gleichzeitig die Arme in den Boden. Atmen Sie mehrere Atemzüge in dieser Haltung und senken dann langsam die Beine wieder ab.

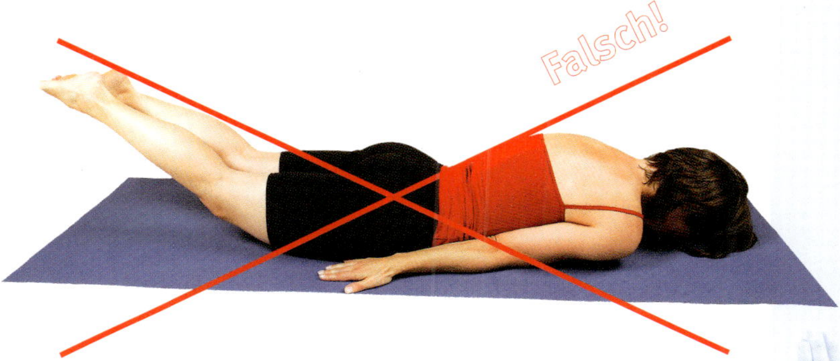

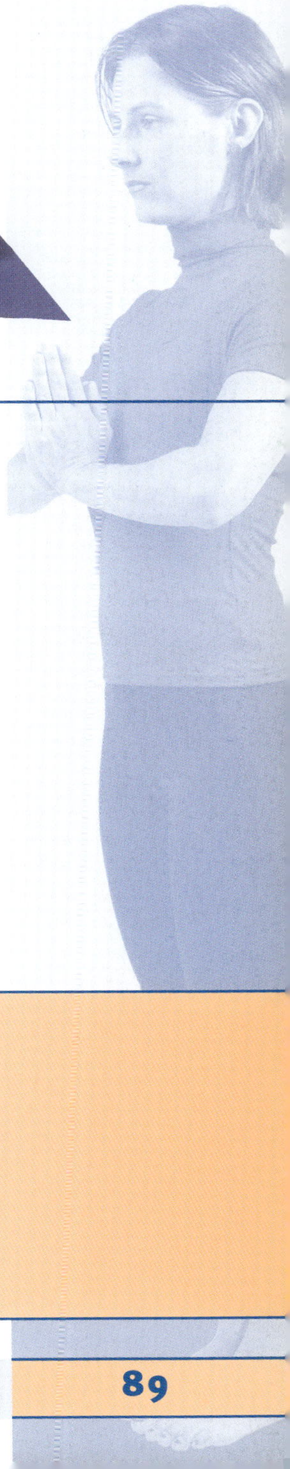

Legen Sie als nackenschonende Variation die Stirn auf den Boden, aber nur, wenn Sie dabei nicht in den Rundrücken fallen. Halten Sie Ihren Rücken so flach wie möglich. Vielleicht werden Sie bei Ihren ersten Versuchen die Beine nur wenige Zentimeter vom Boden abheben können. Die positiven Wirkungen erleben Sie trotzdem. Heben Sie die Beine lieber nicht so hoch ab, aber halten Sie sie dafür einige Atemzüge länger.

Wirkungen

Die Funktion des Darms wird gestärkt. Leber, Bauchspeicheldrüse und Nieren werden massiert. Gesäß- und Rückenmuskeln werden gekräftigt.
Diese Asana stärkt außerdem noch Ihre Willenskraft und Ihr Durchhaltevermögen.

Variationen

Wenn Sie zu Beginn noch nicht die Kraft haben, beide Beine abzuheben, beginnen Sie zunächst mit einem Bein. Hierfür können Sie auch eine bequemere Handhaltung wählen. Legen Sie Ihre Hände nebem den Rumpf auf den Boden. Halten Sie Ihren Rücken so flach wie möglich, indem Sie mit dem Kinn nach vorn streben.

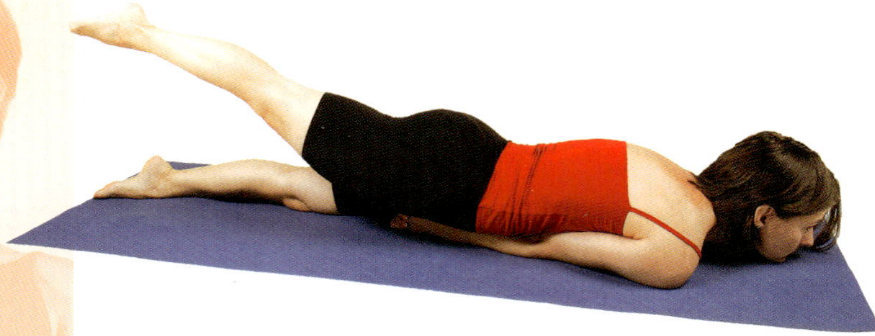

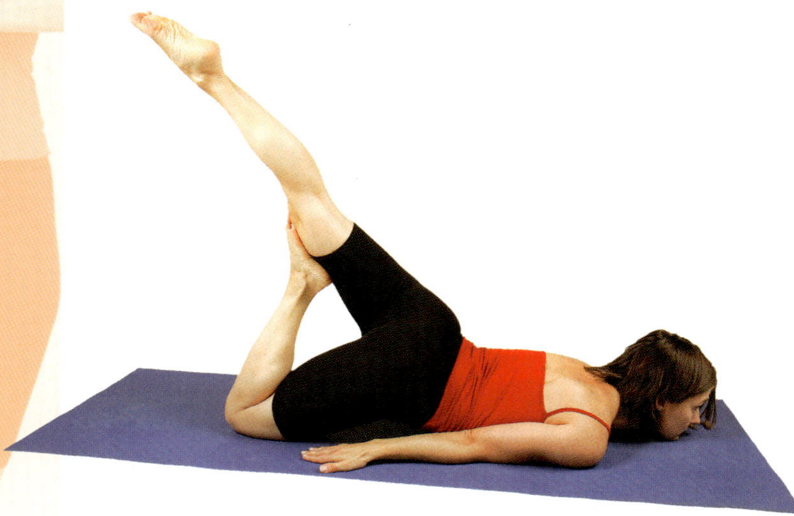

Eine weitere Variation besteht darin, dass Sie das abgehobene Bein mit Ihrem anderen Bein unterstützen. Das braucht zwar nicht so viel Kraft, erfordert aber eine gute Beweglichkeit. Strecken Sie hier besonders im unteren Rücken, damit die Wirbelsäule nicht gestaucht wird.

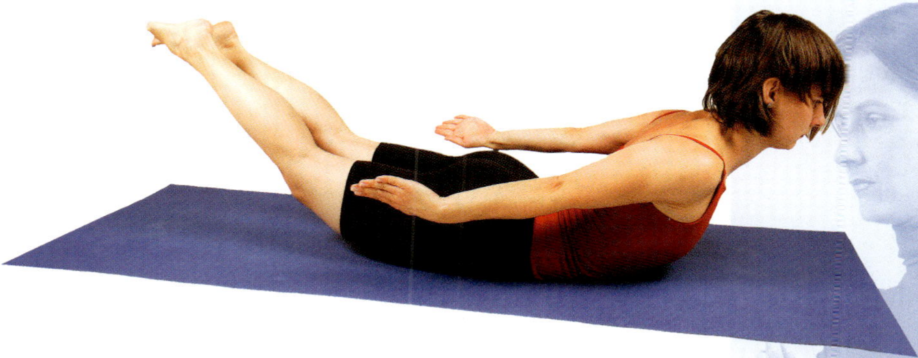

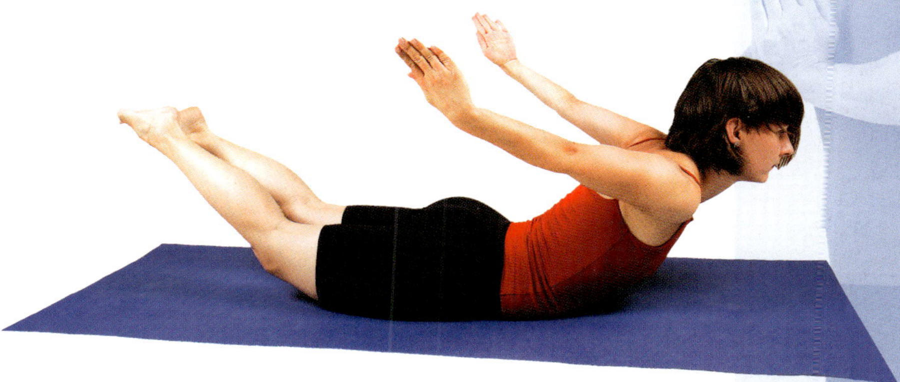

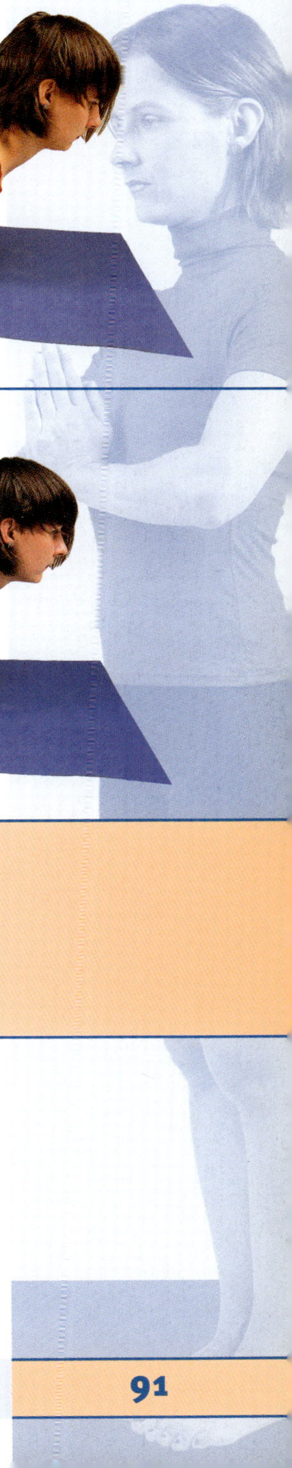

Der *Vogel* ist eine Variation der *Heuschrecke*. Hierzu die Arme ebenfalls nach hinten abheben. Die Handflächen zeigen nach oben. Die Höhe der Arme und Beine hängt von der Kraft und Beweglichkeit in den Schultern und im unteren Rücken ab.

Achtung

Wählen Sie die einfache Variation der *Heuschrecke* oder verzichten Sie ganz auf diese Übung, wenn Sie akute Beschwerden im unteren Rücken verspüren.

Seien Sie ebenfalls vorsichtig bei akuten Entzündungen im Bauchraum.

28 Katze - Majariasana

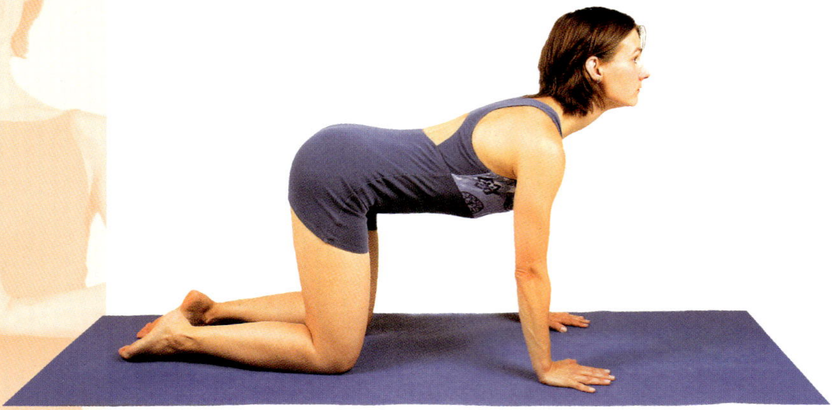

Die *Katze* ist eine eigene Asana, kann aber auch als sanfte Variation der *Heuschrecke* geübt werden.

Senken Sie mit der Einatmung aus dem Vierfüßlerstand Ihr Brustbein zum Boden und schieben es sanft zum vorderen Mattenrand. Heben Sie den Kopf dabei leicht an, ohne den Nacken zu verkürzen. Lassen Sie sich nicht nur passiv ins Hohlkreuz fallen.

Wölben Sie dann mit der Ausatmung hauptsächlich Ihren unteren Rücken zur Decke. Wirken Sie dem Hohlkreuz entgegen. Einen Rundrücken zu machen, fällt Ihnen bestimmt nicht schwer, aber darum geht es bei dieser Stellung nicht. Nehmen Sie Ihr Kinn in Richtung Brustbein.

Wirkungen

Die *Katze* mobilisiert und stärkt die Wirbelsäule in allen Abschnitten.

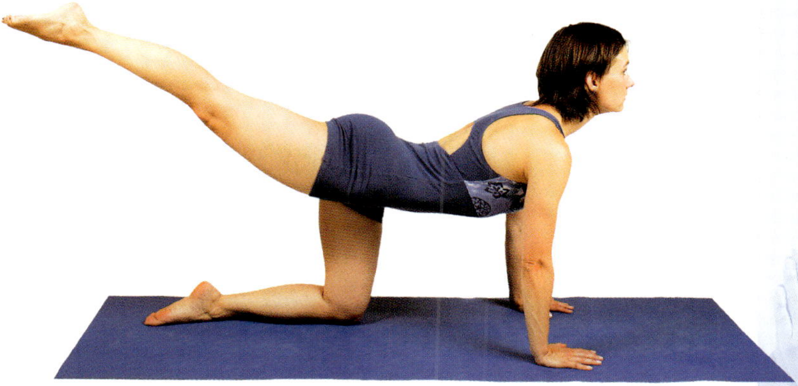

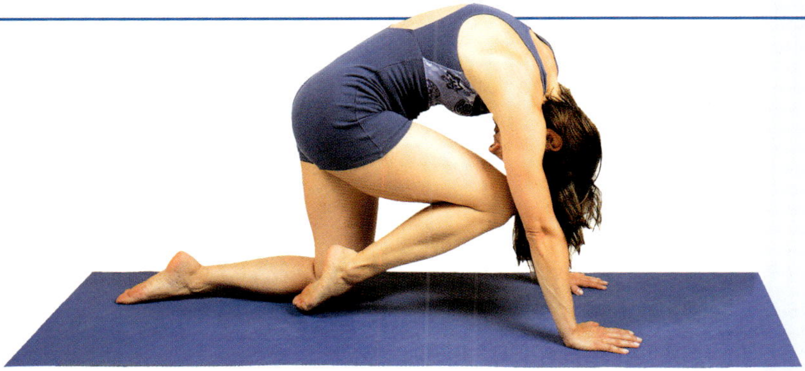

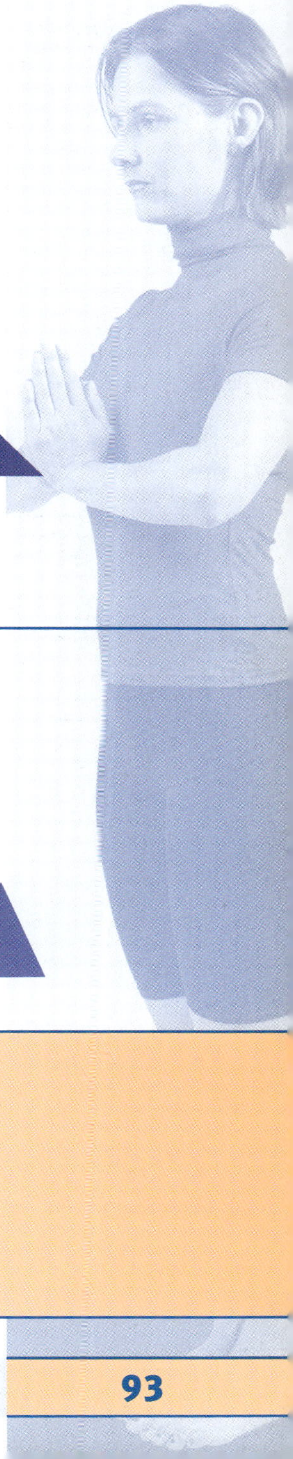

Variationen

Heben Sie mit der Einatmung ein Bein nach hinten an. Ziehen Sie das Knie beim Ausatmen unter den Bauch.

Zusätzlich können Sie auch den diagonalen Arm mit ausstrecken bzw. zum Knie ziehen.

29 Bogen – Dhanurasana

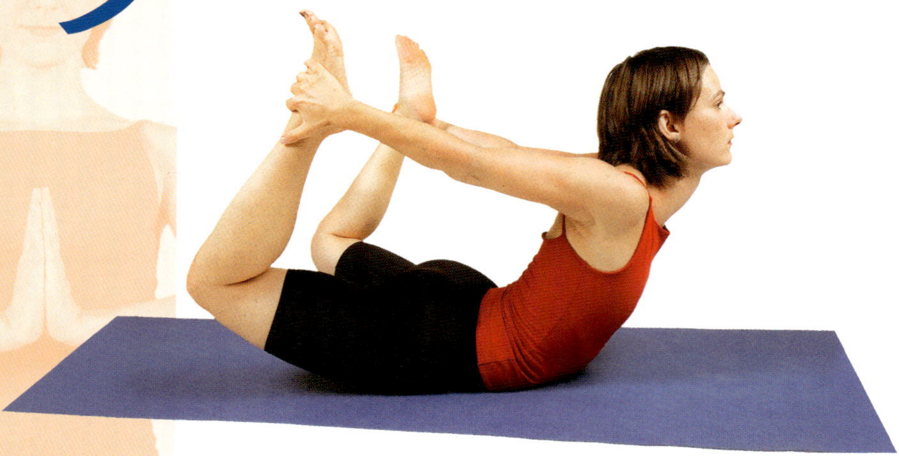

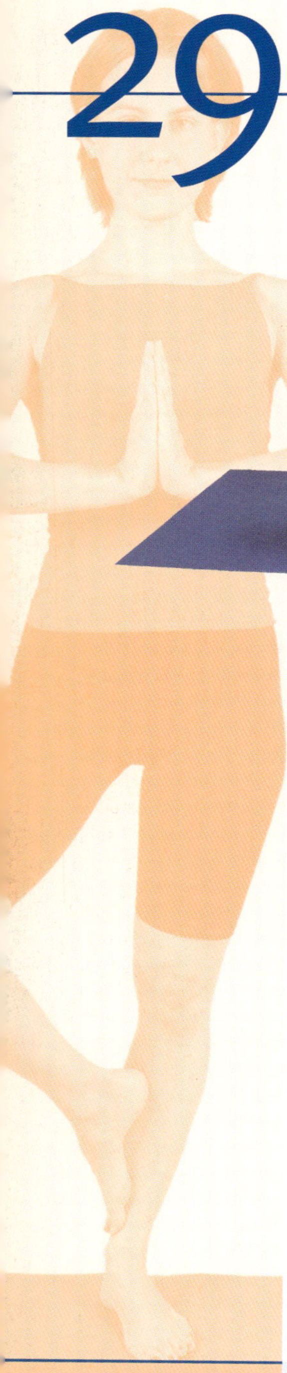

Strecken Sie in der Bauchlage Ihre Wirbelsäule. Fassen Sie so mit den Händen die Fußknöchel Ihrer zum Gesäß angewinkelten Beine. Behalten Sie die Streckung der Wirbelsäule so weit wie möglich bei. Heben Sie dann gleichzeitig Ihren Oberkörper und die Beine vom Boden ab. Drücken Sie mit den Füßen in die Hände, damit Sie die Oberschenkel weiter anheben können. Senken Sie Ihre Schultern, so weit es geht, zum Boden, damit Sie im Nacken nicht verspannen.

Wirkungen

Die Rücken- und Gesäßmuskeln werden gestärkt. Die Körpervorderseite wird gedehnt. Dies ist ein guter Ausgleich für Sitzhaltungen. Die Bauchorgane werden massiert, was gegen Verstopfung und andere Magen-Darm-Krankheiten hilft. Blutstauungen im Bauchbereich können gelöst werden.

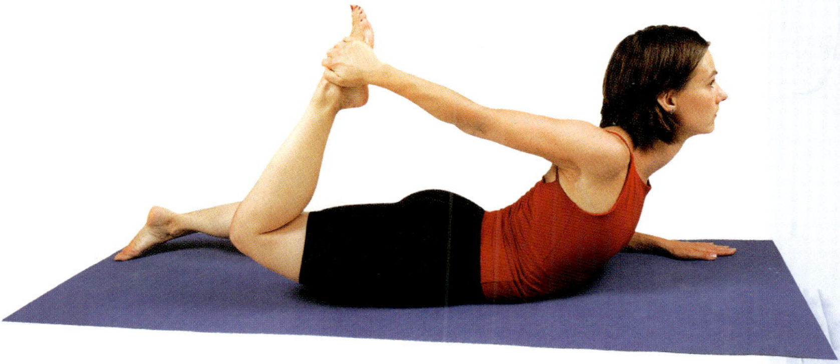

Variationen

Eine leichtere Variante ist es, zunächst nur mit einer Hand den gleichseitigen Knöchel zu umfassen. Legen Sie den Unterarm der anderen Seite auf den Boden und ziehen damit in Richtung Ihrer Füße. So streckt sich die Wirbelsäule und das Brustbein richtet sich nach vorne oben auf.

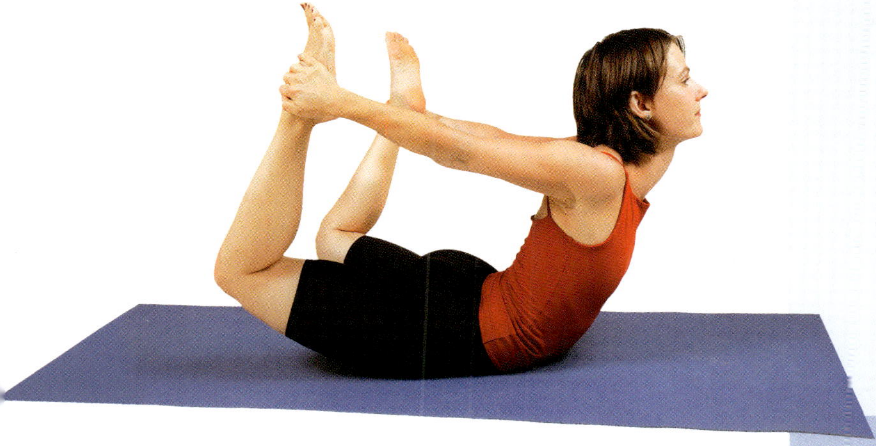

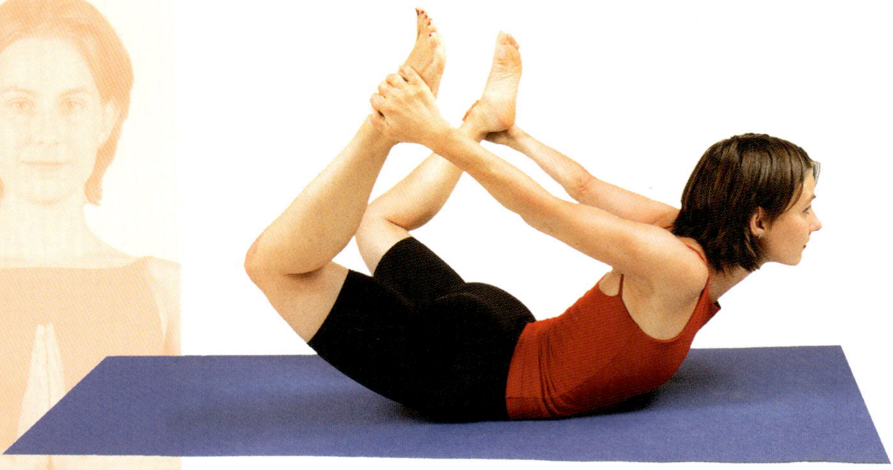

Beim *Schaukelbogen* wird eine kleine Bewegung mit dem Atemrhythmus durchgeführt. Strecken Sie beim Einatmen den Bauch bewusst heraus. So wird sich Ihr Oberkörper noch weiter aufrichten. Wenn Sie Ihren Bauch beim Ausatmen wieder entspannen, senkt sich Ihr Oberkörper wieder leicht ab. Nutzen Sie diese Bewegung, um die Beine als Ausgleich noch höher zu strecken.

Achtung

Ersetzen Sie den *Bogen* bei akuten Beschwerden in der Lendenwirbelsäule, wenn möglich, durch die *halbe Heuschrecke* oder eine sanfte, flache *Kobra*.

Seien Sie vorsichtig bei Erkrankungen im Bauchraum sowie bei einer Schilddrüsenüberfunktion.

Entspannen Sie nach dieser Asana in der *Stellung des Kindes* (siehe Kapitel 5 „Entspannung“).

Drehsitz – Ardha Matsyendrasana

30

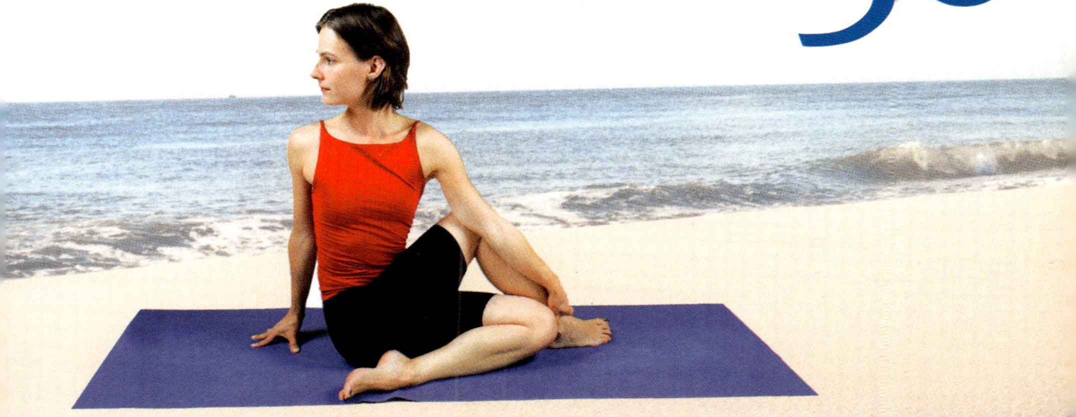

Beginnen Sie diese Stellung aus dem Fersensitz. Setzen Sie sich mit dem Gesäß links neben den Füßen ab. Überschlagen Sie das rechte Bein und setzen den rechten Fuß links neben Ihrem linken Bein ab. Achten Sie darauf, beide Gesäßhälften am Boden zu lassen. Ziehen Sie gegebenenfalls Ihren linken Fuß ein wenig nach außen. Halten Sie sich mit beiden Händen am rechten Bein fest und richten Ihre Wirbelsäule weitmöglichst auf. Atmen Sie ein und strecken Ihren rechten Arm nach oben. Drehen Sie Ihren Oberkörper mit der Ausatmung nach rechts und stellen Ihre rechte Hand dicht hinter dem Gesäß auf. Richten Sie Ihre Wirbelsäule nochmals auf. Bringen Sie Ihren linken Ellbogen hinter das Knie und fassen am Fußknöchel. Heben Sie dabei nicht Ihre linke Schulter an.

Strecken Sie sich mit jeder weiteren Einatmung nach oben und entspannen Sie mit der Ausatmung, ohne die Position zu verändern. Drehen Sie mit der Entspannung noch ein kleines Stückchen weiter in die Stellung hinein. Atmen Sie beim Einatmen mit dem Bauch gegen Ihren Oberschenkel. So erhalten die Bauchorgane noch eine zusätzliche kleine Massage.

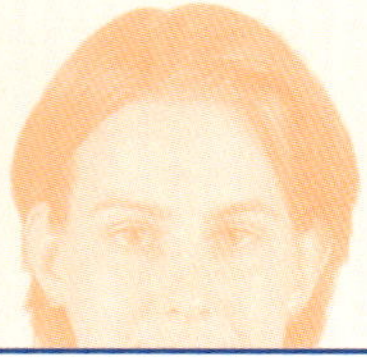

Zum Herauskommen aus der Stellung heben Sie mit der Einatmung den rechten hinteren Arm. Drehen Sie sich mit der Ausatmung mit aufgerichteter Wirbelsäule wieder zurück nach vorn. Wechseln Sie dann die Seiten.

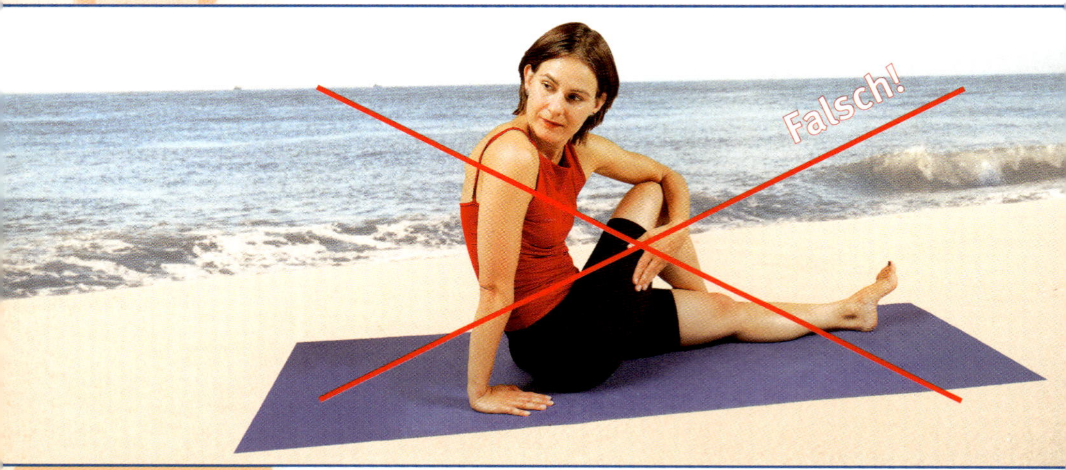

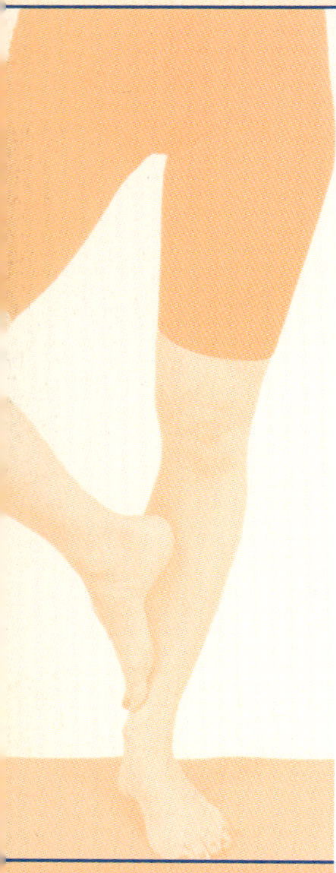

Halten Sie Ihre rechte Schulter nicht in der Innenrotation. Setzen Sie Ihre Hand nach außen gedreht auf. Vermeiden Sie eine Rundrückenhaltung. Strecken Sie Ihr Brustbein auch in der gedrehten Haltung heraus. Lassen Sie sich nicht passiv in die rechte Schulter fallen, senken Sie aktiv Ihre Schultern. Ziehen Sie Ihr aufgestelltes Bein zu sich heran. Lassen Sie Ihr linkes Bein nicht nach außen wegdrehen. Richten Sie die Fußspitze zur Decke.

Wirkungen

Die kleinen rotatorischen Rückenmuskeln werden durch die aktive Haltung gestärkt. Das beugt Rückenschmerzen vor und lindert auch im Akutfall Beschwerden durch zu langes Sitzen.

Diese Asana stärkt das sympathische Nervensystem und hilft allgemein bei nervösen Leiden. Sie hilft, Stress abzubauen. Ebenso werden durch die sanfte Bauchmassage Gifte besser abgeführt, die beim Verdauen entstehen.

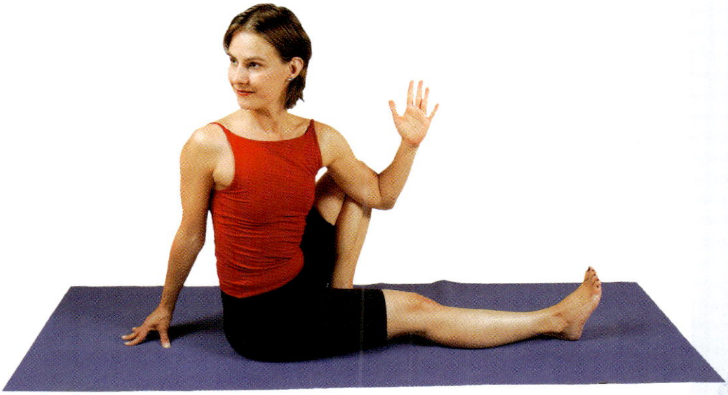

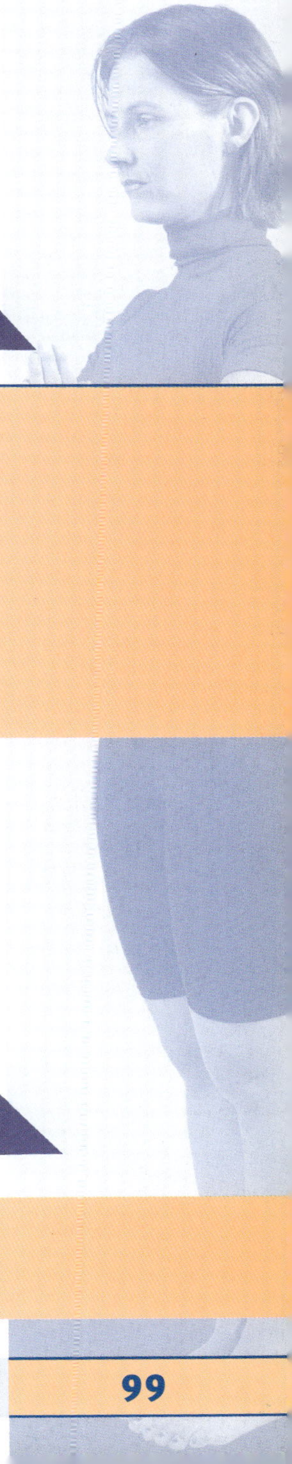

Variationen

Eine einfachere Variation ist es, wenn die Drehung nicht so weit geht oder der Bauch im Weg ist (Übergewicht, Schwangerschaft), wenn Sie zur offenen Seite drehen.

Stellen Sie hierfür das linke Bein auf, lassen Sie das rechte Bein gestreckt und drehen nach rechts. Drücken Sie mit Ihrem linken Ellbogen gegen Ihr linkes Knie. Weichen Sie mit dem linken Knie nicht aus.

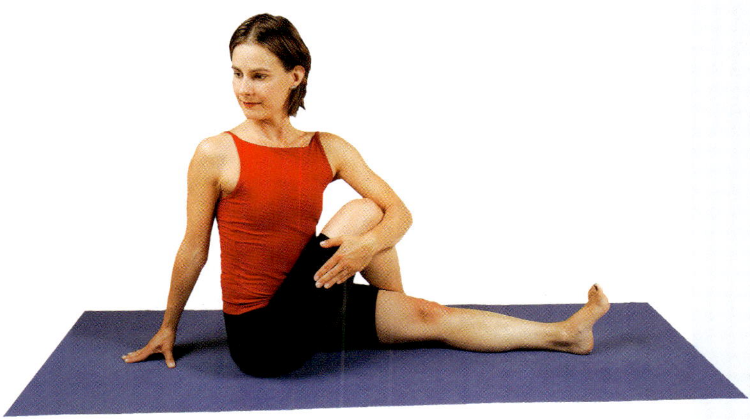

Ziehen Sie aus dem Langsitz Ihr rechtes Bein an und stellen den Fuß links vom linken Oberschenkel auf. Drehen Sie sich dann, wie in der Grundübung beschrieben, in die Stellung hinein. Strecken Sie den rechten Arm, ohne die Schulter anzuheben. Beide Schultern sind gleich hoch. Halten Sie Ihre Wirbelsäule möglichst senkrecht. Nehmen Sie den Kopf mit in die Drehrichtung. Legen Sie Ihren linken Arm um Ihr rechtes Bein und ziehen es zum Rumpf hin. Strecken Sie die linke Fußinnenkante von sich weg. Sitzen Sie auf beiden Gesäßhälften.

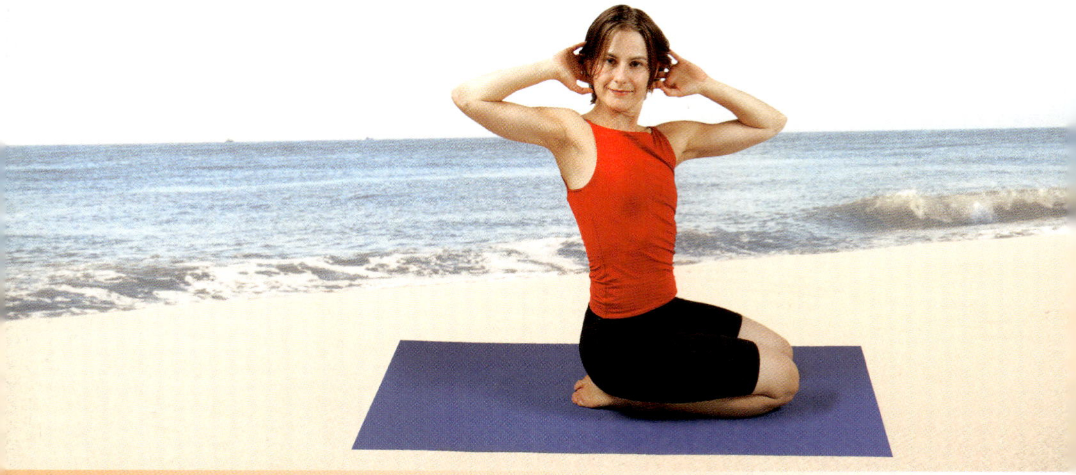

Führen Sie den *Drehsitz* aus dem Fersensitz durch. Diese Variation ist etwas anstrengender, da Sie sich aus der Kraft des Rückens in die Drehung bringen. Halten Sie Ihre Hände seitlich am Kopf, ziehen Sie die Ellbogen nach hinten. Rollen Sie mit Ihrem Gesäß so weit auf die Füße ab, bis Sie nicht mehr im Hohlkreuz sitzen. Drehen Sie dann mit der Ausatmung den Oberkörper herum. In der Endposition befinden sich Schultern und Ellbogen auf einer Höhe. Die Ellbogen sind weiterhin nach hinten gezogen. Achten Sie auch darauf, nicht ins Hohlkreuz zu fallen.

Achtung

Führen Sie keine Drehbewegungen bei akuten Bandscheibenschäden oder Ischiasbeschwerden durch. Seien Sie vorsichtig bei Erkrankungen im Bauchraum.

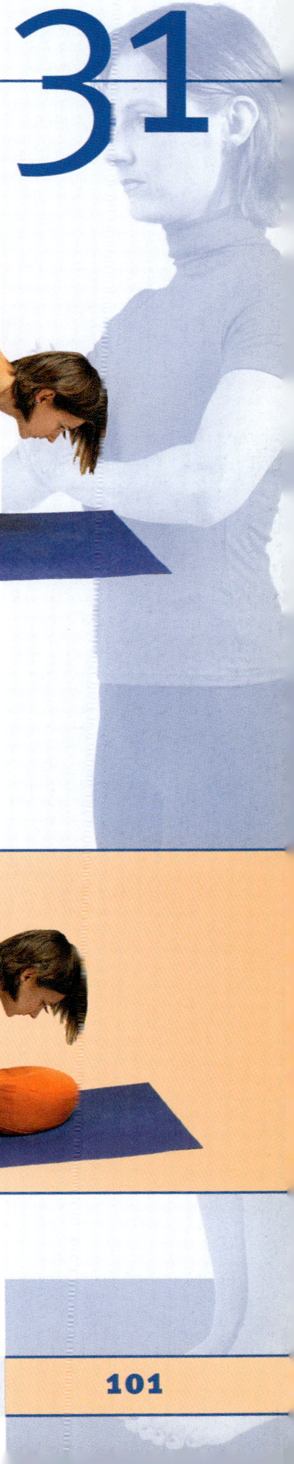

Kakasana – Krähe

31

Eine Asana, die Kraft und vor allem das Gleichgewicht entwickelt. Hocken Sie sich mit geöffneten Beinen hin. Stellen Sie Ihre Hände so vor sich auf die Matte, dass Ihre Knie in die Achselhöhlen passen. Die Knie können auch leicht nach außen gedreht auf den Oberarmen ruhen. Strecken Sie dann die Beine und verlagern das Gewicht auf die Hände. Wenn die Beine ohne Gewicht sind, heben Sie sie an und führen die Füße zusammen. Schauen Sie nach vorn, nicht nach unten. Diese Stellung braucht etwas Übung. Probieren Sie es ruhig mehrere Male hintereinander.

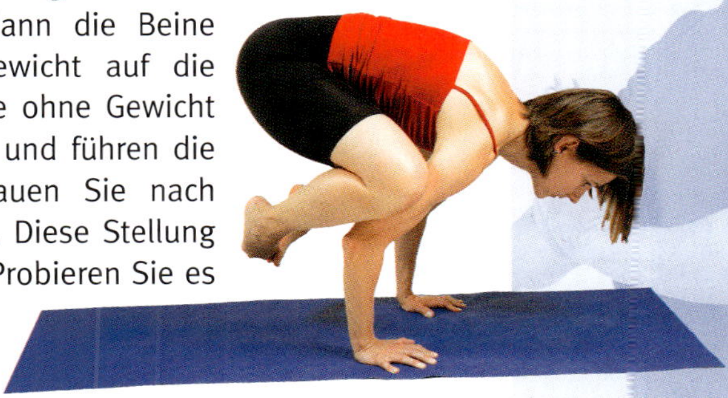

Wirkungen

Die *Krähe* verbessert die Koordination, vor allem das Gleichgewicht und kräftigt die Arm-, Schulter- und Brustmuskulatur. Sie wirkt aktivierend und beugt Nervenproblemen vor. Die *Krähe* hilft Ihnen, Mut, Konzentration und Willenskraft zu entwickeln.

Variation

Als Sturzprophylaxe können Sie sich ein dickes Kissen schräg vor den Kopf legen. Sollten Sie jetzt das Gleichgewicht nach vorn verlieren, können Sie sich einfach auf dem Kissen abstützen. Das geht sogar, ohne die Stellung aufzulösen.

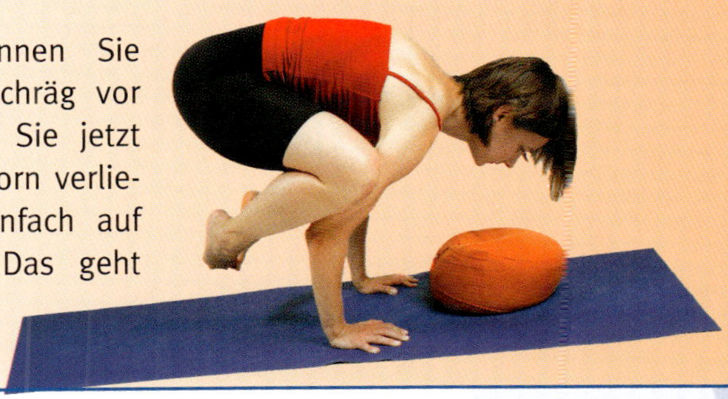

Achtung

Seien Sie vorsichtig, wenn Sie schwache Handgelenke haben.

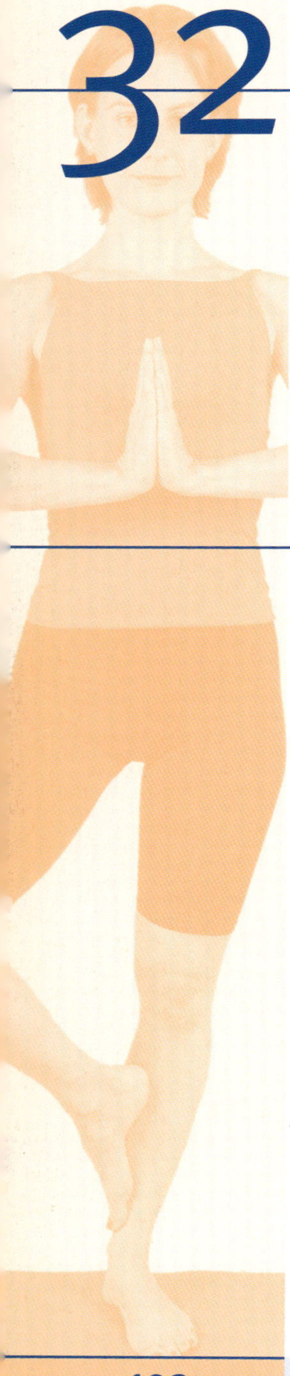

32 Stehende Vorwärtsbeuge – Pada Hastasana

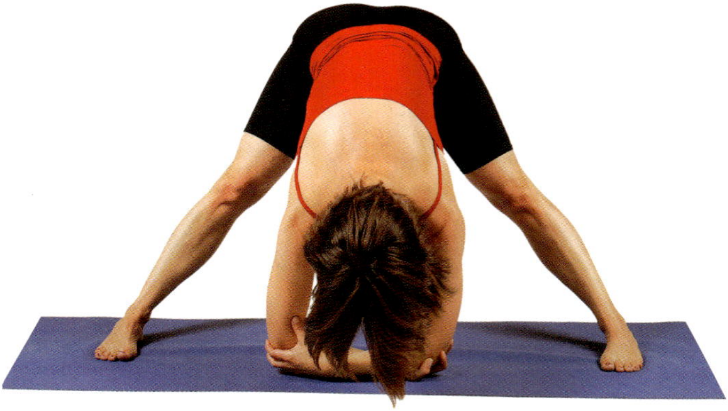

Die klassische *stehende Vorwärtsbeuge* wird mit geschlossenen Beinen durchgeführt. Da Sie hierfür sehr dehnfähig in den Oberschenkelrückseiten sein müssen, um sich weit vorzubeugen oder sehr viel Kraft im Rücken benötigen, um die Stellung mit waagerechtem Rücken zu halten, schlage ich hier die Variation mit gegrätschten Beinen vor. Belasten Sie Ihre Fußaußenkanten gleichermaßen wie Ihre Fußinnenkanten.

Atmen Sie ein und strecken Sie die Arme hoch in die Luft. Senken Sie mit der Ausatmung mit geradem Rücken Ihren Oberkörper nach vorn. Drehen Sie dabei in den Hüftgelenken, das heißt, dass Ihr Bauchnabel die Bewegung anführt. Versuchen Sie, sich in der Endposition zu entspannen. Strecken Sie Ihren Scheitel mit der Einatmung noch weiter heraus und entspannen in der Ausatemphase, indem Sie sich noch ein kleines Stückchen weiter vorbeugen. Halten Sie den Kopf in Verlängerung der Wirbelsäule.

Können Sie sich sehr weit vorbeugen, verschränken Sie Ihre Arme und fassen an den Ellbogen.

Können Sie sich nicht so weit vorbeugen, dass Sie sich mit geradem Rücken entspannen können, führen Sie die Variation mit dem Stuhl durch.

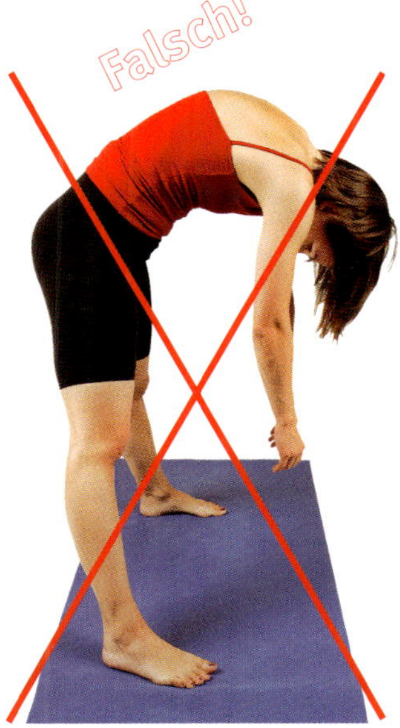

Führen Sie die *Vorwärtsbeuge* nicht aus dem Rücken heraus aus. Verstärken Sie nicht die Rundrückenhaltung. Drehen Sie aus der Hüfte. Ziehen Sie Ihren Bauchnabel zum Boden.

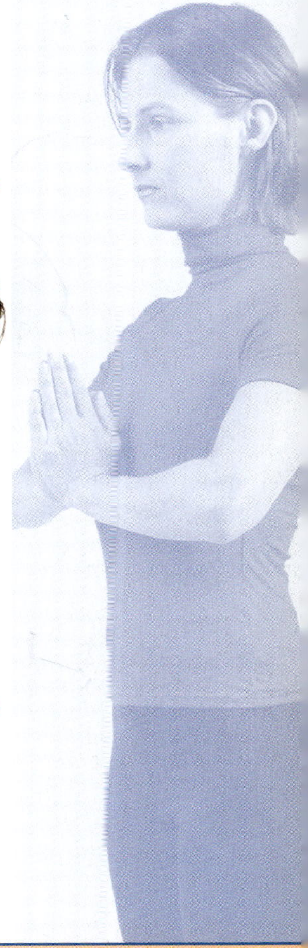

Wirkungen

Die Oberschenkelrückseite wird stark gedehnt, was einen Ausgleich zum langen Sitzen darstellt. Die Bandscheiben werden entlastet, weil nun nicht mehr das ganze Gewicht des Oberkörpers auf ihnen ruht. Die Blutzufuhr zum Gehirn wird gefördert. So hat die *stehende Vorwärtsbeuge* einen Teil der positiven Wirkungen der Umkehrstellungen. Sie wirkt belebend und energetisierend.

Variationen

Nehmen Sie eine Stuhllehne, eine Fensterbank oder einen Tisch in passender Höhe für Ihre individuelle Beweglichkeit zu Hilfe. Strecken Sie mit jeder Einatmung Ihre Wirbelsäule lang heraus und entspannen Sie mit der Ausatmung. Lassen Sie dabei Ihr Brustbein zum Boden sinken. Vermeiden Sie eine Hohlkreuzhaltung. Für diese Variation brauchen Sie Ihre Beine nicht ganz so weit zu grätschen.

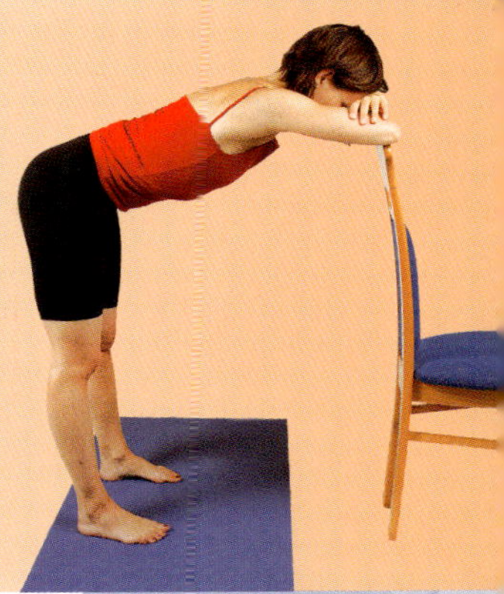

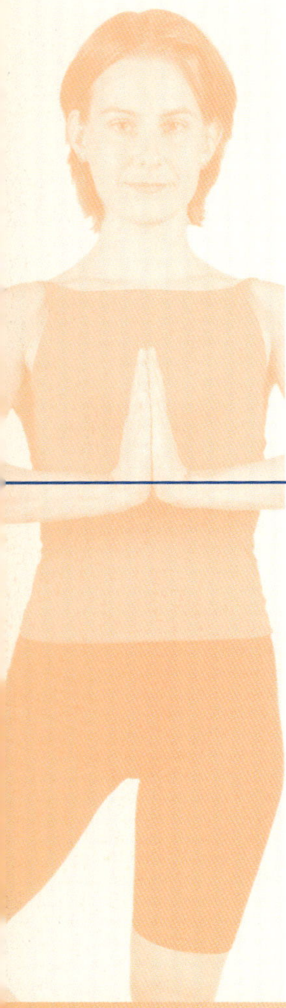

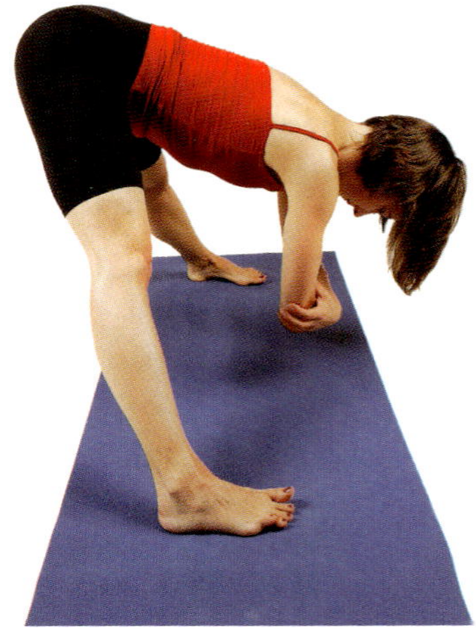

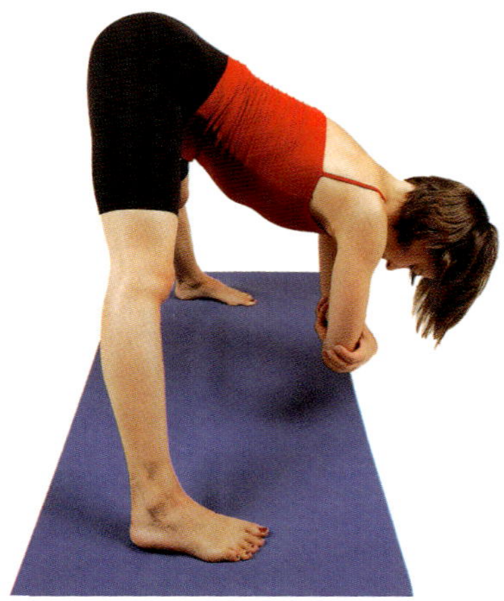

Verschränken Sie Ihre Unterarme. Halten Sie die Wirbelsäule gerade. Verlagern Sie in Ihrer Endposition das Gewicht so weit wie möglich nach hinten, sodass Sie mehr Gewicht auf Ihren Fersen spüren. Bleiben Sie hier für mehrere Atemzüge. Verlagern Sie dann Ihr Gewicht nach vorn auf die Fußballen. Bleiben Sie auch hier mehrere Atemzüge. Wechseln Sie so mehrere Male hin und her und spüren ein unterschiedliches Dehngefühl in den Beinen. Mit der Zeit werden Sie sich weiter nach vorn beugen können.

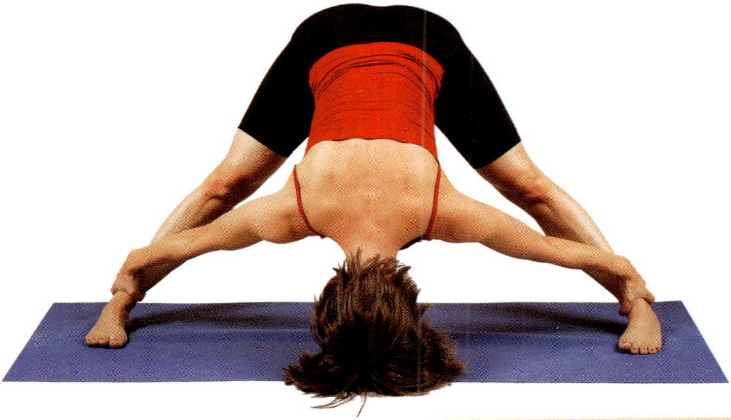

Sind Sie sehr beweglich und können sich schon weit vorbeugen, fassen Sie mit den Händen Ihre Knöchel und ziehen Ihren Brustkorb noch näher in Richtung Ihrer Beine heran. So kräftigen Sie gleichzeitig noch Ihren oberen Rücken, was einer Rundrückenhaltung vorbeugt. Sie können Ihren Kopf gegen den Boden oder ein dickes Kissen drücken.

Achtung

Üben Sie mit Hilfsmitteln, wenn Sie einen starken Rundrücken oder Ischiasbeschwerden (durch degenerative Verschleißerscheinungen oder durch einen Bandscheibenvorfall) haben. Achten Sie dann mehr auf die Streckung als auf die Entspannung. Lassen Sie diese Stellung aus, wenn Schmerzen auftreten.

33 Baum - Vrikshasana

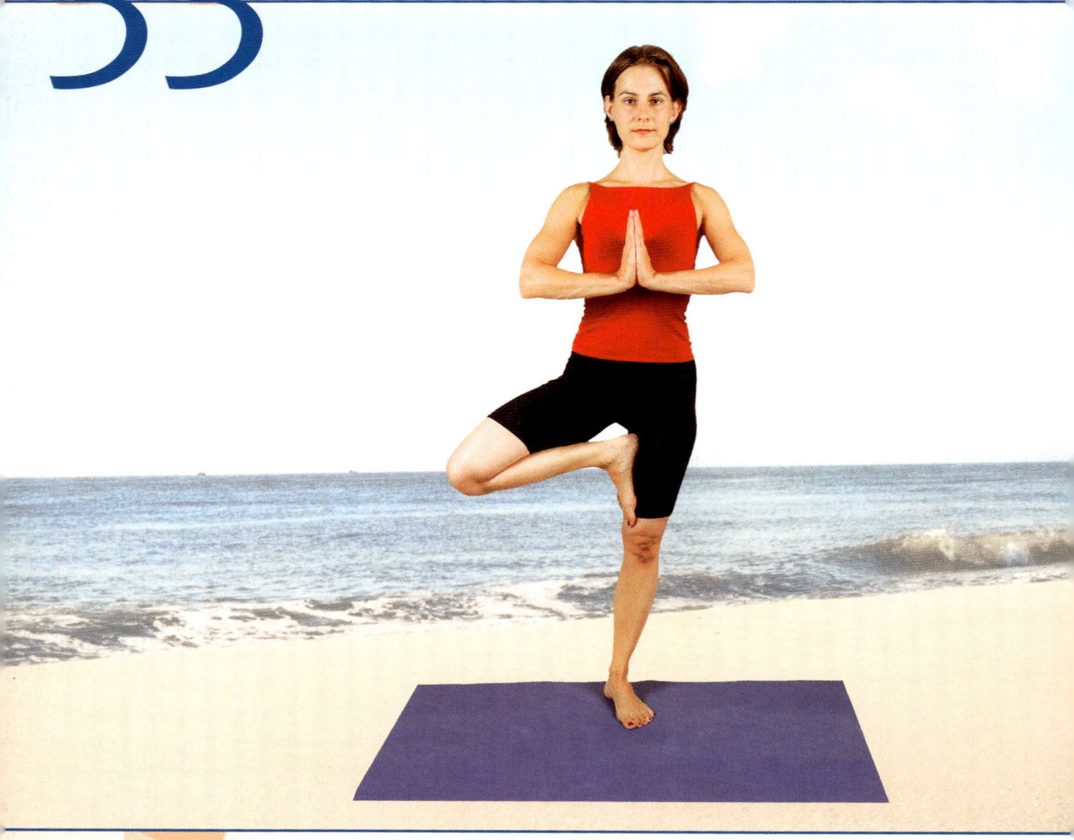

Stehen Sie aufrecht und stabil. Spannen Sie Ihr Fußgewölbe an. Legen Sie die Handflächen gegeneinander. Ein leichter Druck gibt Ihnen Stabilität. Halten Sie die Unterarme parallel zum Boden. Heben Sie dann ein Bein an und legen den Fuß gegen den Oberschenkel. Üben Sie leichten Druck und Gegendruck aus. Drehen Sie das Knie nach außen. Strecken Sie das Standbein. Gleichen Sie kleine Wackelbewegungen mit den Fußmuskeln aus und nicht mit dem Knie. Drücken Sie Ballen und Ferse aktiv nach unten.

Fixieren Sie mit den Augen einen unbeweglichen Gegenstand vor Ihnen. Wechseln Sie nach mehreren tiefen Atemzügen die Seite.

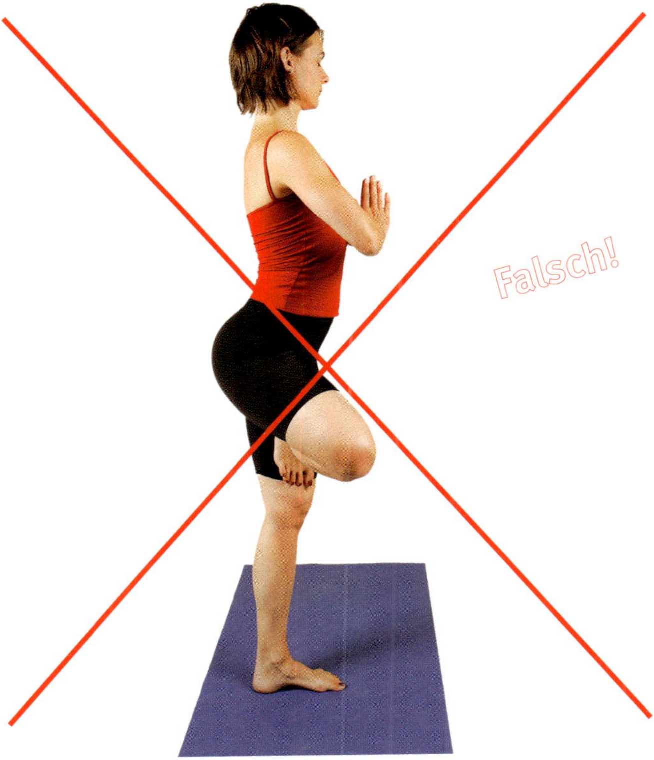

Lassen Sie sich nicht ins Hohlkreuz fallen. Richten Sie Ihr Becken auf. Spannen Sie Ihre Gesäßmuskeln an.

Wirkungen

Der *Baum* bietet ein gutes Training für Ihr Fußgewölbe und beugt so Fußfehlhaltungen vor. Je besser es trainiert ist, desto stabiler werden Sie stehen.

Der *Baum* verbessert den Gleichgewichtssinn und verleiht Standfestigkeit.

Variationen

Die Höhe Ihres Beins spielt zu Beginn keine Rolle. Sie können den Fuß zunächst auch auf den Fußrücken Ihres anderen Fußes, gegen Ihren Knöchel, Ihre Wade oder Ihr Knie drücken. Finden Sie zunächst Ihr Gleichgewicht.

Haben Sie bereits ein gutes Gleichgewicht und wollen die Hüftflexibilität verbessern, legen Sie Ihren Fuß im *halben Lotussitz* auf dem anderen Oberschenkel ab.

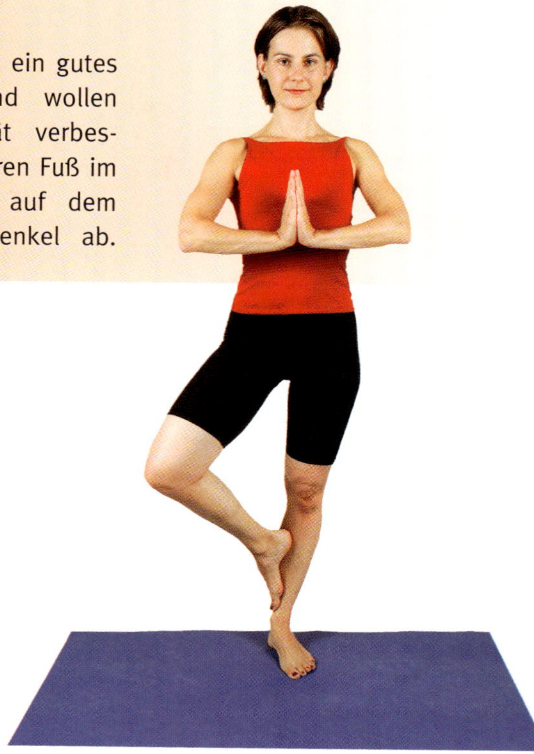

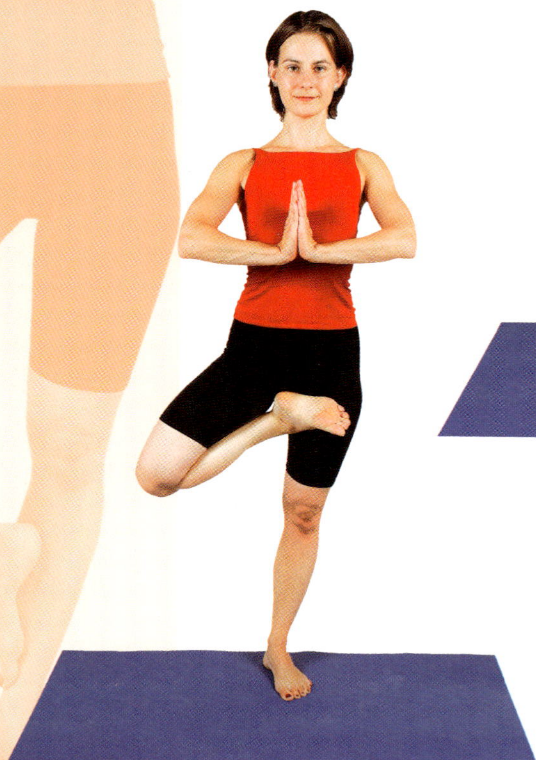

Achtung

Stellen Sie sich etwas zum Abstützen in Ihre Nähe, wenn Sie unter Schwindel oder niedrigem Blutdruck leiden.

Standwaage – Utthita Satyeshikasana

34

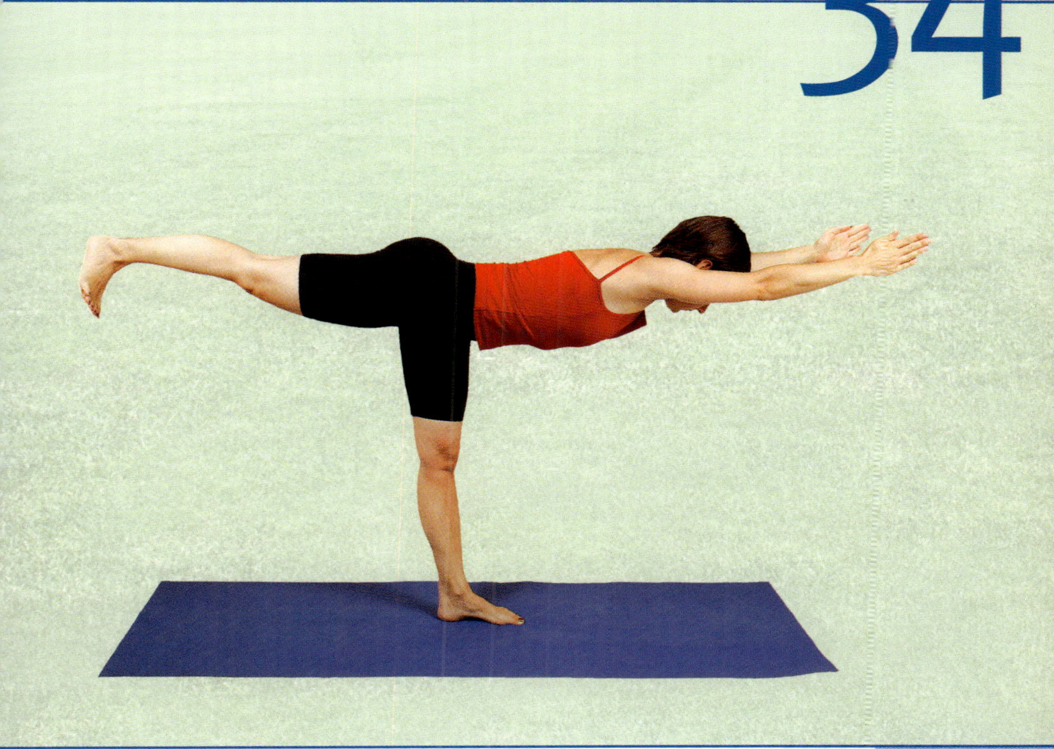

Die *Standwaage* ist eine eigene Gleichgewichtsasana und dient auch als Vorbereitung für viele andere Standhaltungen.

Strecken Sie im Stand beide Arme kraftvoll nach oben. Bringen Sie Spannung auf Ihr Fußgewölbe. Neigen Sie Ihren Oberkörper gleichermaßen nach vorn, wie Sie Ihr rechtes Bein anheben. Halten Sie Ihre Arme auf einer Linie mit dem angehobenen Bein. Beugen Sie sich, wenn möglich, bis in die Waagerechte hinunter. Drehen Sie nicht mit der rechten Hüfte nach oben. Bringen Sie mit jeder Einatmung noch mehr Längsspannung in Ihren

Körper. Entspannen Sie mit der Ausatmung, ohne die Stellung zu verändern. Kommen Sie einatmend wieder hoch und wechseln Sie dann die Seiten.

Wirkungen

Die gesamte Körperrückseite sowie das Standbein und der Standfuß werden gekräftigt. Der Kreislauf und die Atmung werden angeregt. Die Gleichgewichtsfähigkeit verbessert sich.

Variation

Beugen Sie sich nicht bis in die Waagerechte, sondern bleiben sowohl mit den Armen als auch mit den Beinen in der Diagonalen. Arme und angehobenes Bein bilden eine Linie. So brauchen Sie nicht ganz so viel Kraft wie in der Grundübung und können Ihren Fuß schneller zum Boden bringen, wenn Sie das Gleichgewicht verlieren sollten.

Achtung

Seien Sie vorsichtig, wenn Sie unter hohem Blutdruck leiden oder sich allgemein, z. B. nach einer Erkältung, noch schwach fühlen.

Dreieck – Trikonasana

35

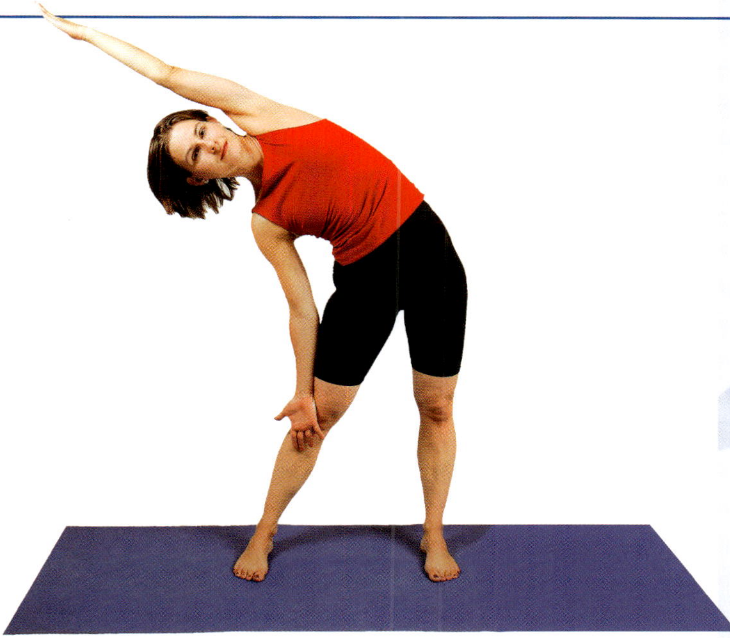

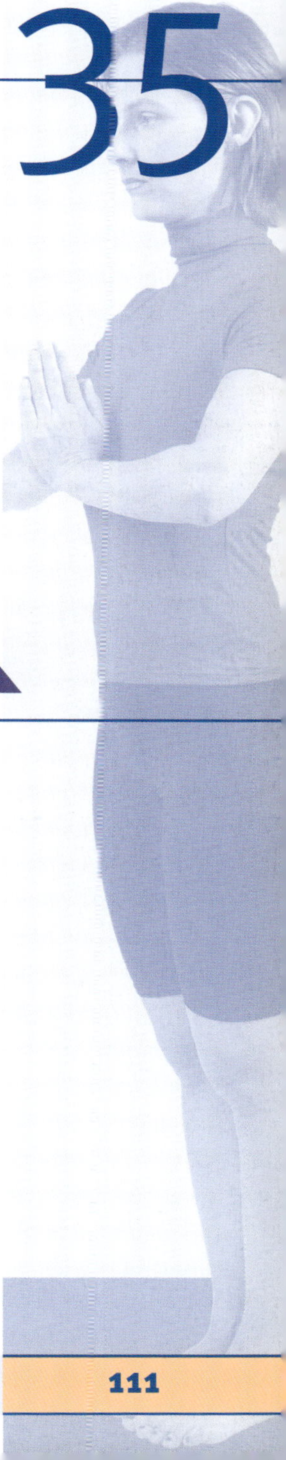

Stellen Sie sich etwas mehr als hüftbreit stabil hin. Heben Sie mit der Einatmung Ihren linken Arm und senken Ihren Oberkörper samt Arm mit der Ausatmung nach rechts ab. Drücken Sie Ihren linken Fuß kräftig in den Boden. Ihr Becken wird sich so wieder zurück zur Mitte schieben. Halten Sie Ihr Becken wie im Stand nach vorn gerichtet.

Dehnen Sie in die obere Rumpfseite hinein. Sie können Ihre rechte Hand auch auf Ihr Bein legen. Versuchen Sie, sich wenig damit abzustützen. Holen Sie die Kraft aus der Rückenmuskulatur. Strecken Sie mit jeder Einatmung Ihren Rücken, ohne die Stellung zu verbessern und sinken mit einer entspannten Ausatmung noch ein kleines Stückchen weiter zum Boden runter, ohne die gerade Rückenhaltung aufzugeben.

Wechseln Sie nach mehreren tiefen Atemzügen die Seite.

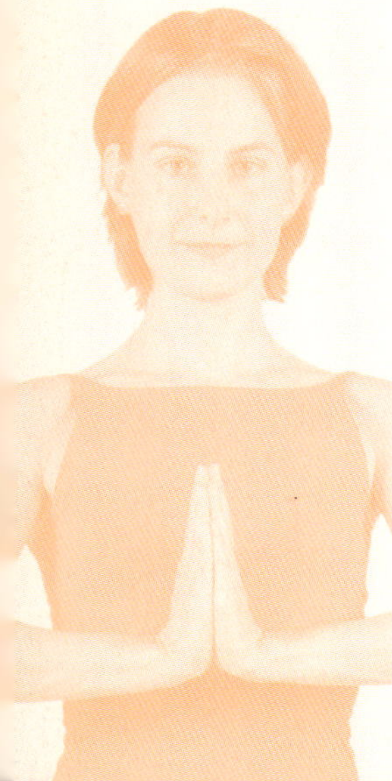

Wirkungen

Die *Dreieckshaltungen* regen den Appetit an und unterstützen die Verdauung. Sowohl die kleinen als auch die großen Rückenstreckmuskeln werden gekräftigt. Rückenschmerzen lassen sich hiermit vermeiden. Der breite Rückenmuskel wird gedehnt, was einer Hohlkreuzhaltung vorbeugt. Außerdem werden die Bein- und Hüftmuskeln gekräftigt.

Die Leber wird massiert und so der Gallenfluss angeregt. Die Atmung in die seitliche Dimension wird verstärkt. Sie werden auch bei dieser Asana Ihre Gleichgewichtsfähigkeit verbessern. Sehen Sie die Welt aus einem neuen Blickwinkel und werden offen für Neues, was Ihnen in Ihrem Leben begegnet.

Variationen

Diese Variation beansprucht die kleinen Drehmuskeln des Rückenstreckers noch stärker. Öffnen Sie hierfür Ihre Beine noch weiter als bei der Grundübung (1,20-1,50 m). Drehen Sie Ihren rechten Fuß um 90° nach außen und den linken Fuß ein wenig nach innen. Heben Sie beide Arme bis in die Waagerechte an. Schieben Sie dann Ihren Oberkörper so lange nach rechts, bis Sie die Arme nicht mehr waagerecht halten können. Nehmen Sie dann Ihren rechten Arm nach unten und den linken Arm nach oben. Blicken Sie nach vorn, bei viel Kraft im Hals auch nach oben. Drehen Sie Ihre linke Beckenseite so weit

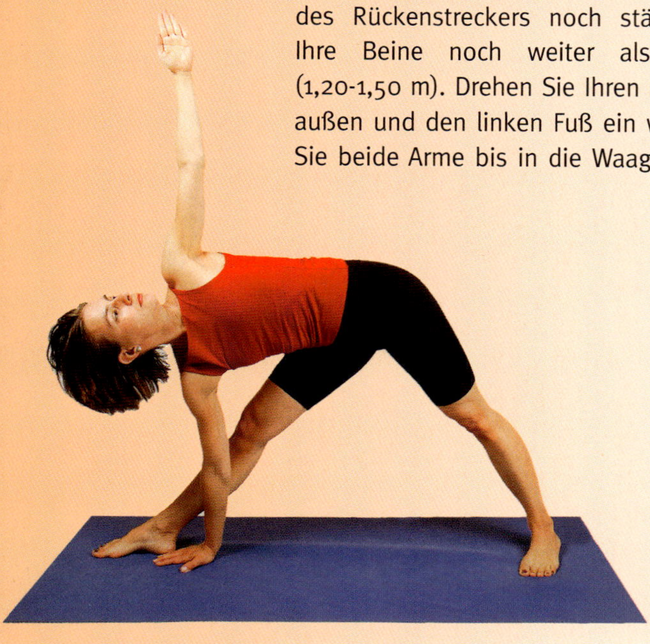

wie möglich auf und nach hinten. Stützen Sie sich mit der rechten Hand auf den Boden, auf Ihr Bein oder auf einen Hocker. Halten Sie beide Rumpfseiten gleich lang.

Atmen Sie wie in der Grundhaltung.

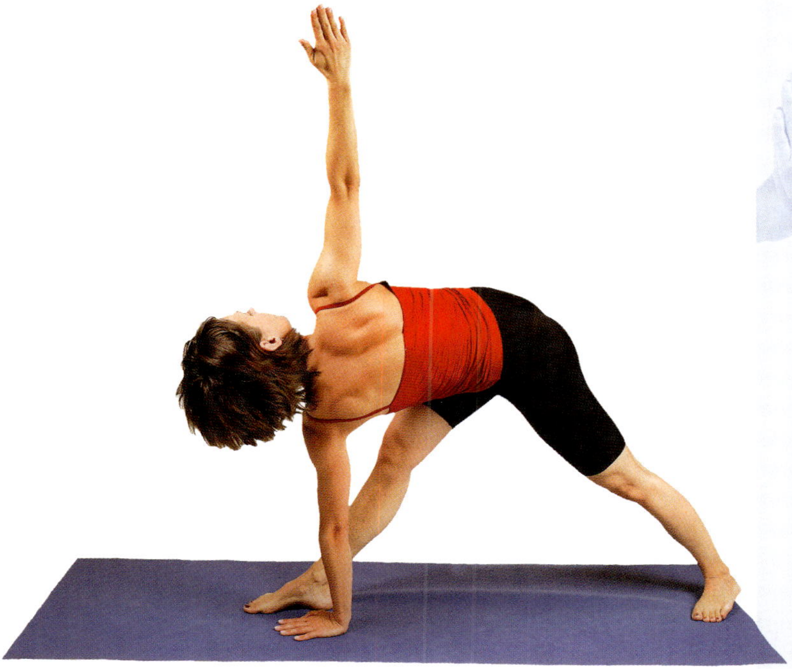

Stellen Sie Ihre Beine hier genauso auf wie in der Variation auf der Vorseite, aber drehen Sie Ihren Oberkörper nach hinten. Stellen Sie auch hier Ihre Hand auf den Boden oder auf eine andere Unterstützungsfläche. Die Hand kann auch auf der Außenseite des rechten Beins oder auf dem Fußrücken abgestellt werden. Strecken Sie Ihre Wirbelsäule. Belasten Sie Ihr hinteres Bein auch auf der Außenkante.

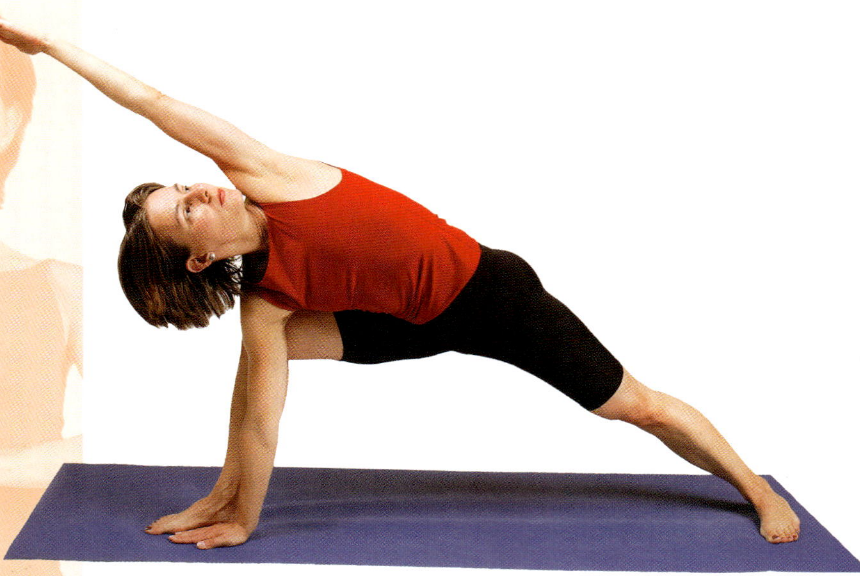

Eine weitere *Dreieckshaltung* ist das *Heldendreieck*. Beugen Sie hierfür Ihr rechtes Bein, möglichst bis der Oberschenkel in die Waagerechte kommt. Nehmen Sie den linken Arm mit über den Kopf, sodass er eine Linie mit dem linken Bein bildet. Schauen Sie nach vorn und bei viel Kraft in der Halsmuskulatur auch nach oben. Strecken Sie mit jeder Einatmung die Wirbelsäule und entspannen mit der Ausatmung, ohne die Stellung zu verlassen. Zum Herauskommen aus der Asana bringen Sie Ihren Arm etwas zurück in die andere Diagonale, sodass Ihr Arm Sie mit der Einatmung aus der Stellung herauszieht.

Achtung

Lassen Sie diese Stellung bei akuten Bandscheibenschäden oder Ischiasbeschwerden aus.

Seien Sie vorsichtig bei Erkrankungen im Bauchraum.

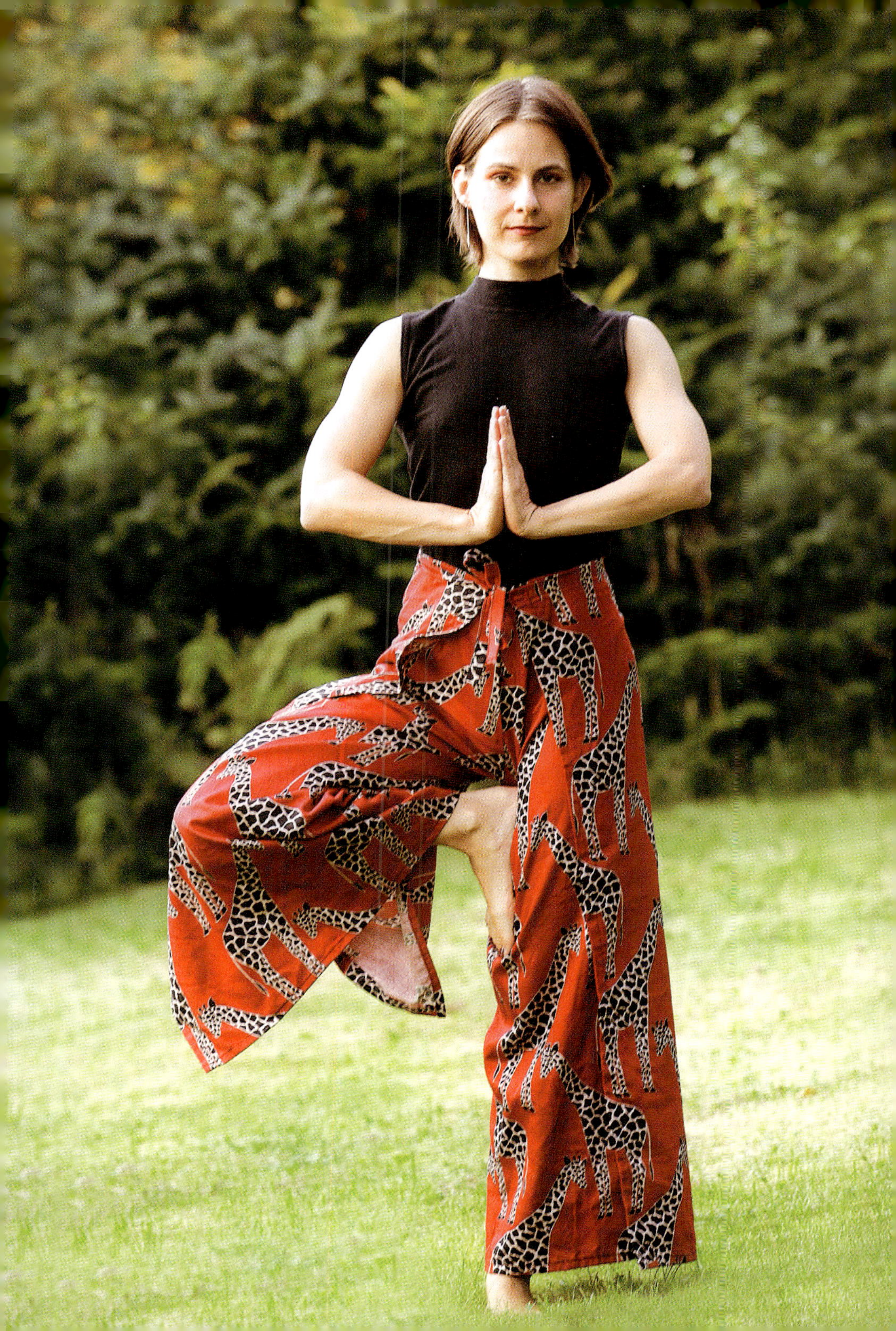

5

Eine Entspannungsphase zu Beginn und am Ende der Yogastunde hilft, Energien zu regenerieren. So können Sie sich vom Alltag bzw. von der Yogastunde erholen.

Während einer Tiefenentspannung werden Stresshormone abgebaut und Glückshormone ausgeschüttet. Das vegetative Nervensystem schaltet vom Aktivitätsnerv (Sympathikus) auf den Entspannungsnerv (Parasympathikus). Das Herz-Kreislauf-System beruhigt sich. So lassen sich Krankheiten wie Bluthochdruck, Magenbeschwerden, Verdauungsprobleme, Kopfschmerzen sowie Erkältungen vermeiden.

Während der Entspannung sollten Sie nicht einschlafen. Ihr Geist soll wach bleiben. Wenn Sie lernen, sich zu entspannen, wird Ihnen das sowohl im Alltag helfen als auch für ein schnelleres Einschlafen sorgen. Wenn Sie entspannt und mit einem ruhigen Geist einschlafen, werden Sie sich anschließend erfrischt und kraftvoll fühlen.

Unser Geist ist ständig damit beschäftigt, über vergangene Dinge nachzudenken, sie zu hinterfragen oder zukünftige Ereignisse zu planen.

Um sich körperlich zu entspannen, ist es notwendig, den Geist zur Ruhe zu bringen. Das gelingt zunächst am besten, wenn Sie sich auf die Gegenwart konzentrieren. Die eigene Atmung bietet hierzu einen guten Ansatzpunkt.

Seien Sie geduldig mit sich selbst.

Entspannung

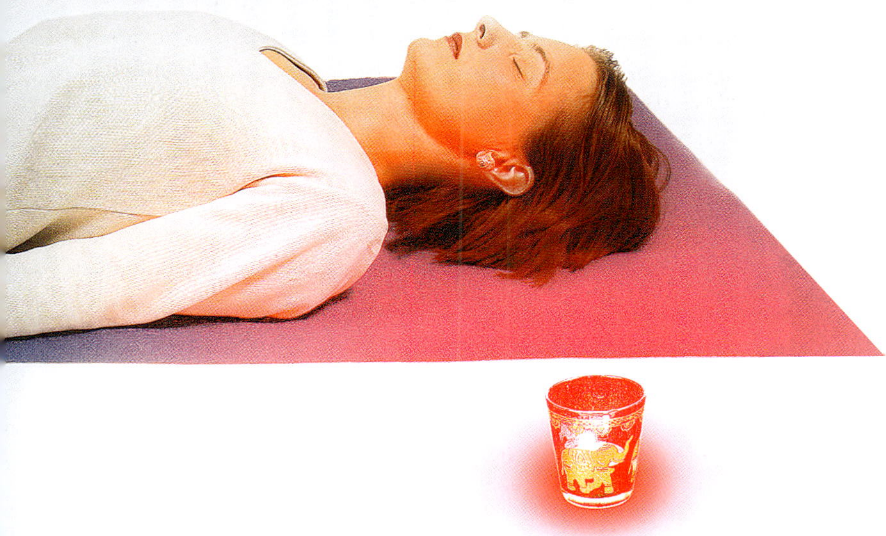

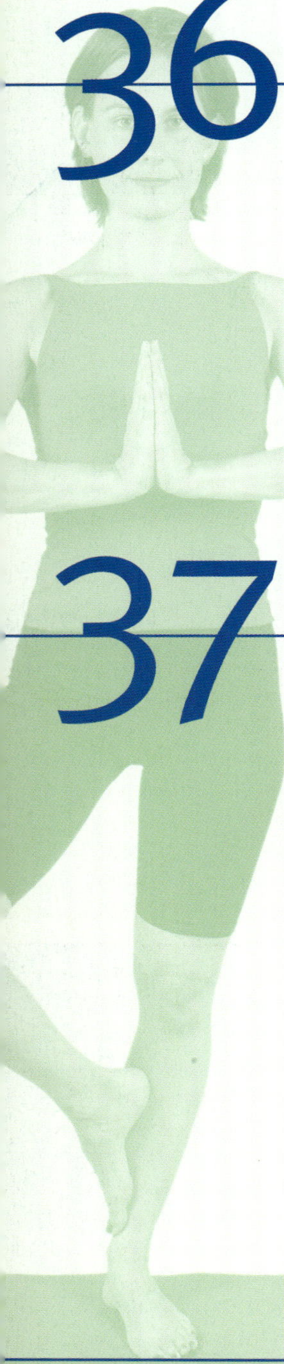

36 Bewusstes Atmen

Die Bauchatmung ist die Entspannungsatmung. Spüren Sie, wie sich Ihr Bauch sanft anhebt, wenn Sie einatmen und wieder senkt, wenn Sie ausatmen.

Zählen Sie bis vier, wenn Sie einatmen und bis vier, wenn Sie ausatmen. Versuchen Sie, nichts zu beeinflussen. Je entspannter Sie sind, desto ruhiger wird Ihre Atmung fließen. Wenn Sie bemerken, wie die Entspannung langsam einsetzt, zählen Sie bis vier bei der Einatmung und bis acht bei der Ausatmung. Das Zählen und das Atmen sollen harmonisch aufeinander abgestimmt sein. Setzen Sie sich nicht durch ein zu schnelles oder zu langsames Zählen selbst unter Druck.

37 Kehlatmung – Ujjayi

Ein Verschließen der Stimmritze sorgt dafür, dass der Atem kontrolliert und langsam fließt.

Das erreichen Sie, indem Sie zunächst mit einem Hauchlaut das Wort „Haaa“ flüstern. Führen Sie dies einige Male zum Erlernen der Kehlatmung durch. Schließen Sie nun den Mund und atmen Sie durch die Nase. „Sprechen“ Sie weiterhin bei der Ausatmung das Wort „Haaa“, allerdings ohne Stimme. Es entsteht ein leises Rauschen. Pressen Sie nicht. Versuchen Sie, auf diese Weise ohne Anstrengung zu atmen. Sollten beim Üben Schnarchlaute entstehen, sind Sie auf dem richtigen Weg, jetzt müssen Sie nur noch die Stimme weglassen und nicht so stark pressen.

Diese Atmung können Sie, solange es Sie nicht anstrengt, die ganze Yogastunde und auch im Alltag, wenn Sie sich entspannen wollen, anwenden. Durch das langsame, kontrollierte Ausatmen setzt die Entspannung ganz von allein ein.

Entspannungshaltungen

Entspannung im Stand

38

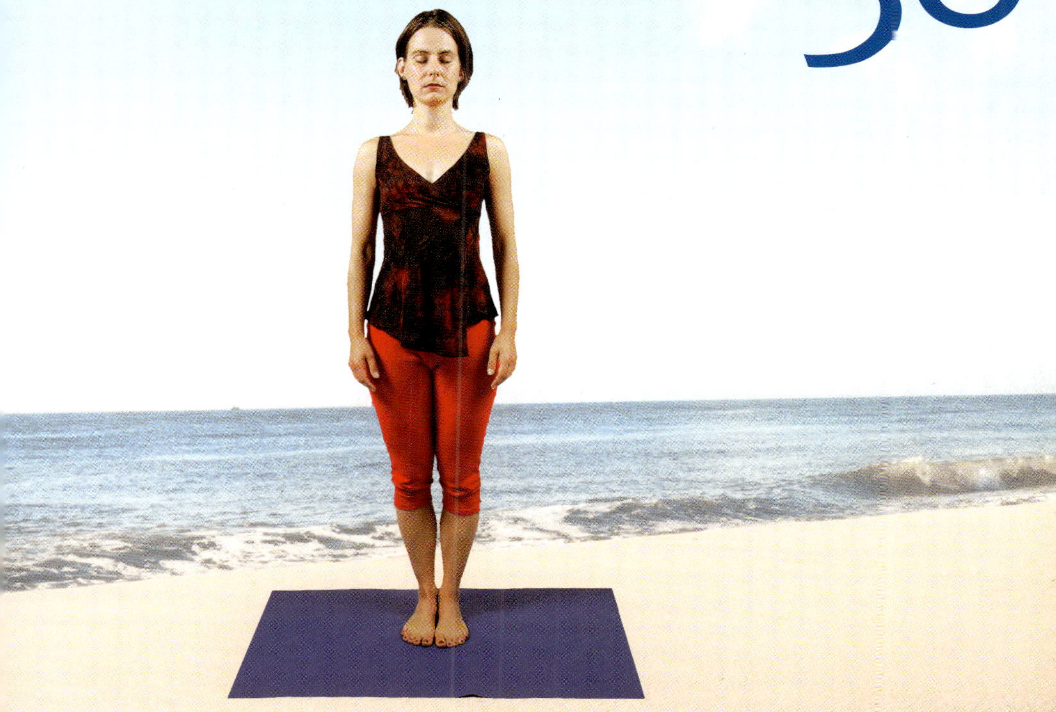

Als kurze Zwischenentspannung zwischen den Asanas (Stellungen) können Sie sich auch im Stand entspannen. Stellen Sie sich dazu hüftbreit und stabil hin. Wenn Sie ein gutes Gleichgewicht erlangt haben, können Sie die Füße auch schließen. Spüren Sie Ihre Fußaußen- wie -innenkante gleichermaßen. Vermeiden Sie eine Hohlkreuzhaltung, indem Sie Ihr Becken aufrichten. Heben Sie ohne große Kraftanstrengung Ihr Brustbein nach vorne oben an. Atmen Sie weiterhin in der Bauchentspannungsatmung (siehe Kapitel 1 „Atmung").

39 Rückenentspannungslage (Totenhaltung) – Shavasana

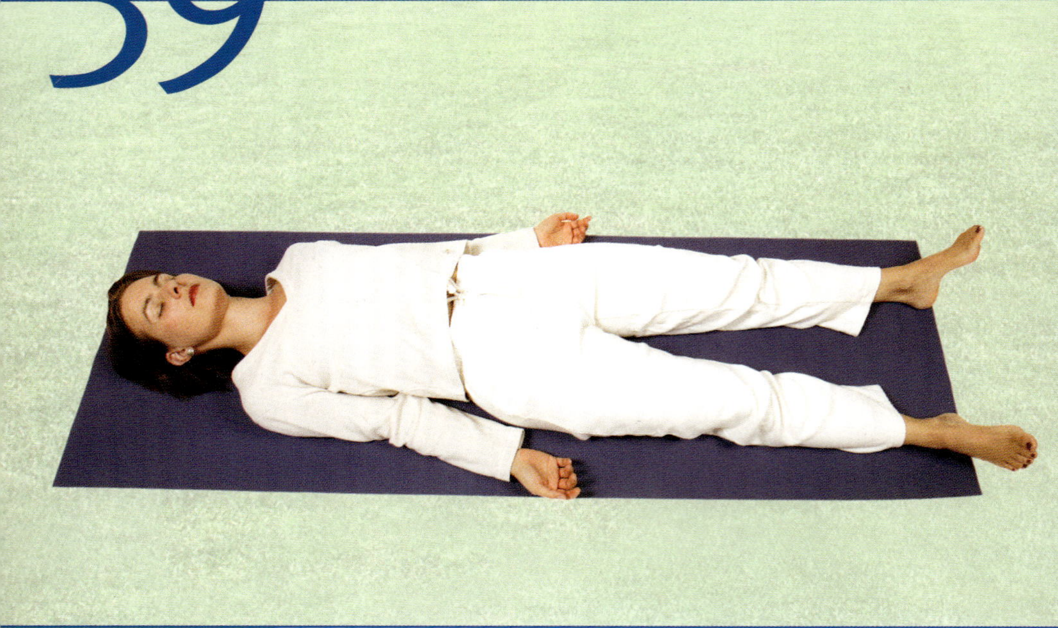

Schieben Sie mit Ihren Händen beide Gesäßhälften in Richtung Ihrer Füße, damit Ihre Lendenwirbelsäule weiter zum Boden kommt und sich so entspannen kann. Strecken Sie Ihren Nacken lang aus. Drehen Sie Ihre Handinnenflächen nach oben. Schieben Sie dazu Ihre Schulterblätter wie zwei kleine Kissen dicht an die Wirbelsäule heran und senken Sie Ihre Schultern zum Boden und fußwärts. Entspannen Sie Ihre Hüfte, sodass Ihre Füße nach außen fallen können. Wenn Sie sich zudecken, achten Sie darauf, dass Ihre Füße nicht von der Decke gehalten werden. Entspannen Sie sich mit geschlossenen Augen.

Kreuzbeinige Sitzhaltungen

40

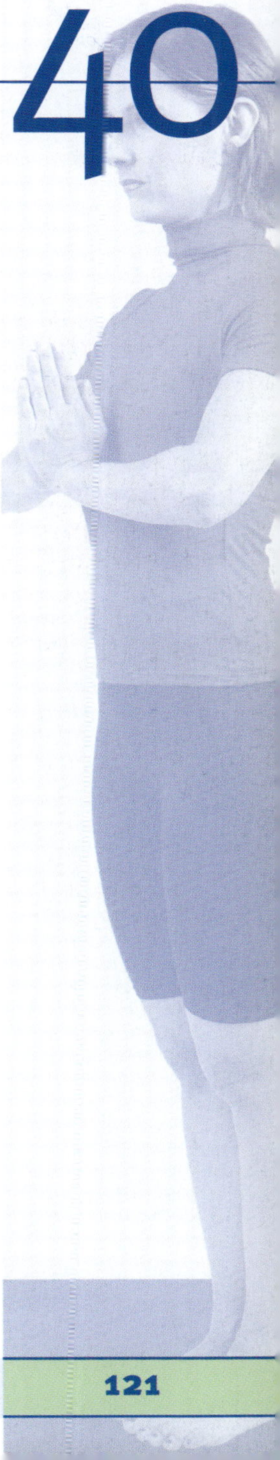

Sie können in der Sitzhaltung entspannen, meditieren und die Atemübungen durchführen.

Damit sich Ihr Becken und damit auch die Wirbelsäule leichter aufrichten lässt, ist es ratsam, ein Kissen oder eine gerollte Decke unter das hintere Gesäß zu legen. Sie können sich im Schneidersitz (*Sukhasana*) hinsetzen oder die Füße voreinander legen (*Muktasana*). Entspannen Sie Ihre Hüften und lassen Sie Ihre Knie zum Boden sinken. Berühren Ihre Knie nicht den Boden, können Sie als Hüftentlastung auch die Knie mit einem Kissen unterlagern. Denken Sie daran, auch das andere Bein mal nach vorn zu legen.

Lassen Sie Ihren Scheitel zum Himmel streben und bleiben Sie mit Ihrem Becken fest auf dem Boden bzw. dem Kissen verwurzelt.

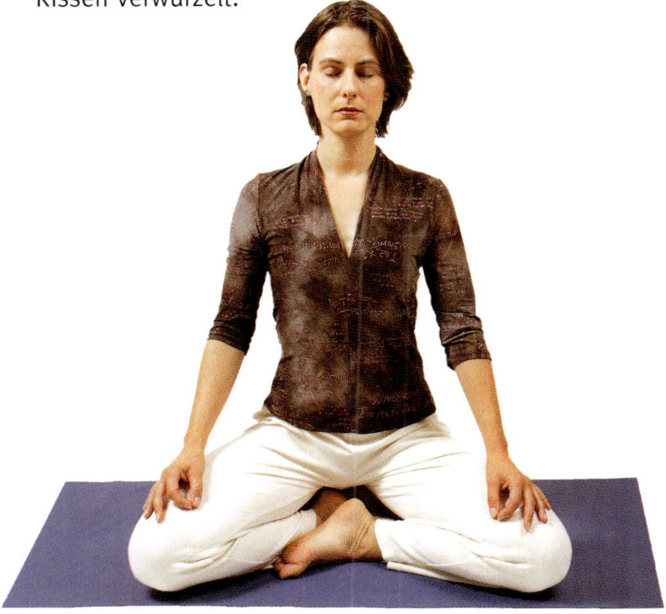

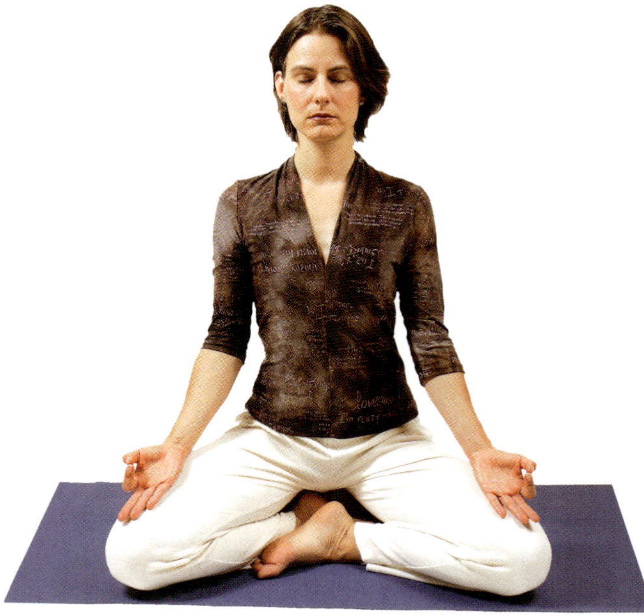

Formen Sie einen Kreis, indem Sie jeweils die Daumen und Zeigefinger einer Hand aneinander legen. Mit dieser Handhaltung (*Mudra*) fließen die Energien.

Je nachdem, wie gut Sie sich im Oberkörper aufrichten und halten können, legen Sie Ihre Hände mit den Handflächen nach oben oder, wenn diese Haltung zu viel Spannung verursacht, auch nach unten.

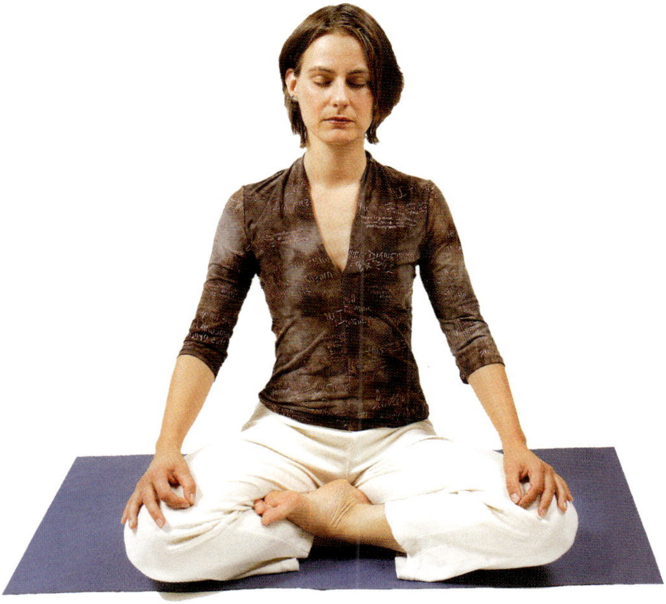

Wer sehr bewegliche Hüftgelenke hat, kann sich auch in den *Lotussitz* (*Padmasana*) oder in den halben Lotussitz (*Ardha padmasana*) setzen. Hierfür einen bzw. beide Füße in die Leistengegend auf die Oberschenkel legen. Sitzen Sie nur im *Lotussitz*, wenn die Hüften so beweglich sind, dass beide Knie bequem zum Boden sinken können.

Bleiben Sie mit Ihrem Becken in einer Mittelposition. Fallen Sie weder ins Hohlkreuz noch zu weit nach hinten. Richten Sie sich so weit wie möglich auf und kontrollieren Sie immer wieder zwischendurch Ihre nach oben gestreckte Haltung. Ohne diese Achtsamkeit zieht einen die Schwerkraft schnell wieder in eine zusammengesackte Position.

Tipp:

Lassen Sie die Bewegung aus der Hüfte und nicht aus den Knien kommen, da hier sonst Kräfte wirken, die Ihrem Knie schaden.

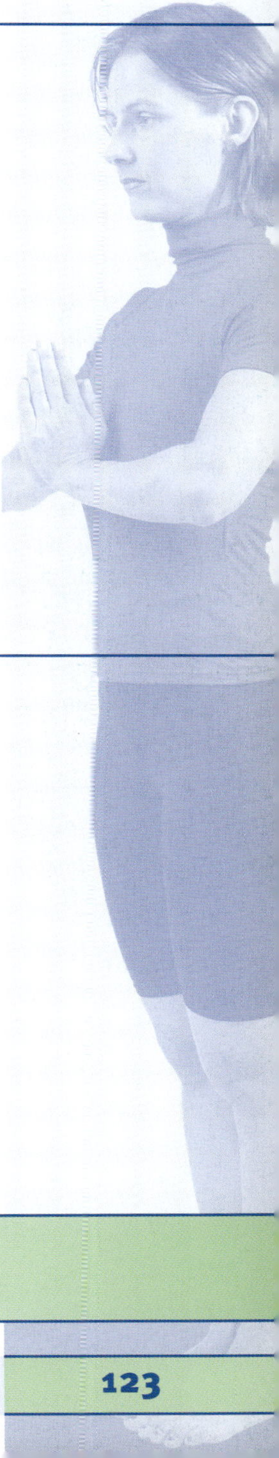

41 Stellung des Kindes – Garbhasana

Diese Stellung wird auch *Embryonalhaltung* genannt. Aus dem Fersensitz werden die Arme und der gesamte Rücken lang nach vorn gestreckt.

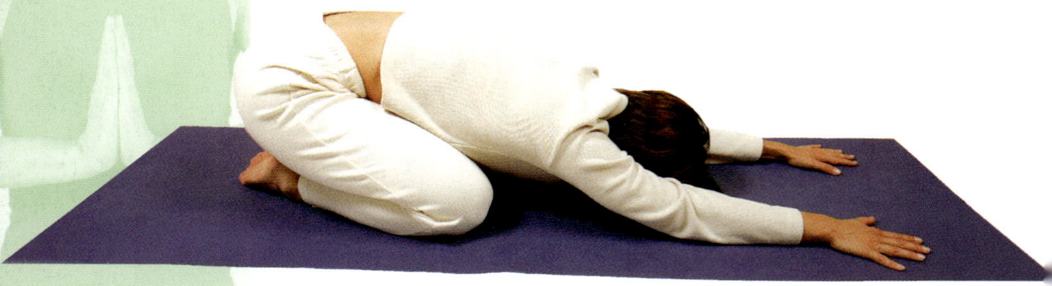

Wenn die Stirn bequem auf den Boden abgelegt werden kann, ohne dass es in der Halswirbelsäule unangenehm wird, werden die Arme seitlich neben den Körper gelegt. Die Handinnenflächen zeigen dann zur Decke. Spüren Sie, wie sich Ihr Bauch beim Einatmen gegen Ihre Oberschenkel wölbt. Schließen Sie Ihre Augen und entspannen Sie alle Muskeln und auch Ihren Geist.

‚Diese Stellung sollte zwischen bzw. nach den *Rückbeugen* durchgeführt werden, um besonders den Rücken zu entlasten und zu dehnen.

Tipp:

Damit der Rücken sich nicht zu stark rundet, öffnen Sie einfach die Knie. Dann kann der Rumpf bequem dazwischensinken.

Bauchlage

42

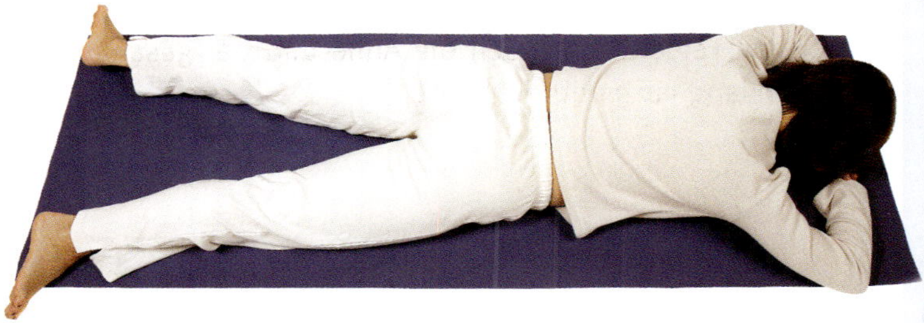

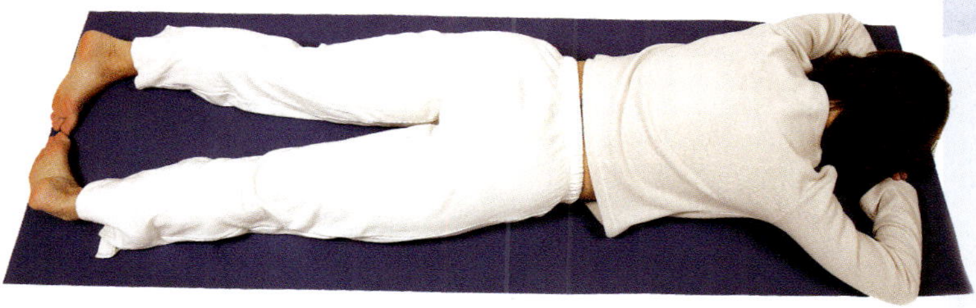

Legen Sie Ihren Kopf auf die Unterarme, sodass der Nacken lang gestreckt ist und die Nase Platz zum Atmen hat.

Legen Sie die Füße entweder so, dass sich die großen Zehen berühren und die Fersen nach außen fallen oder so weit geöffnet auseinander, dass die Fersen nach innen fallen können und die Fußspitzen nach außen zeigen.

Tipp:

Wenn Sie mit geradem Kopf nicht entspannen können, legen Sie ihn auf die Seite, auf die Unterarme oder direkt auf die Matte. Achten Sie darauf, den Kopf beim nächsten Mal auf die andere Seite zu legen.

43

Gähnübung

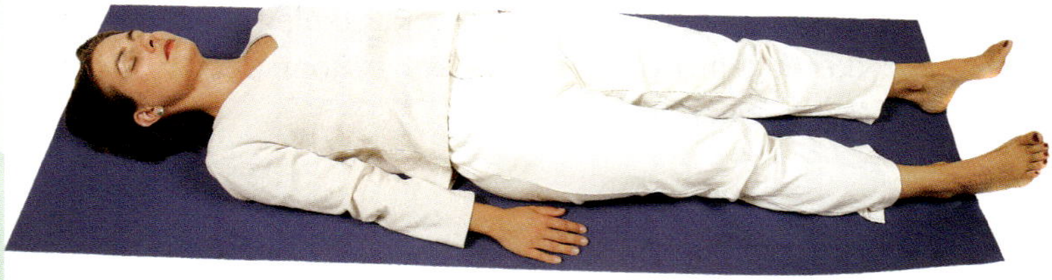

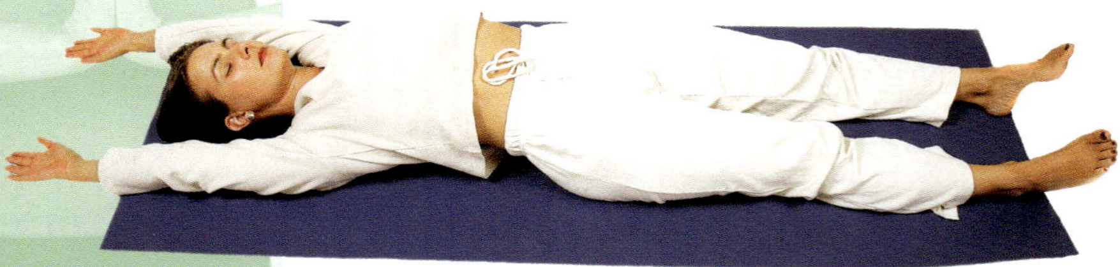

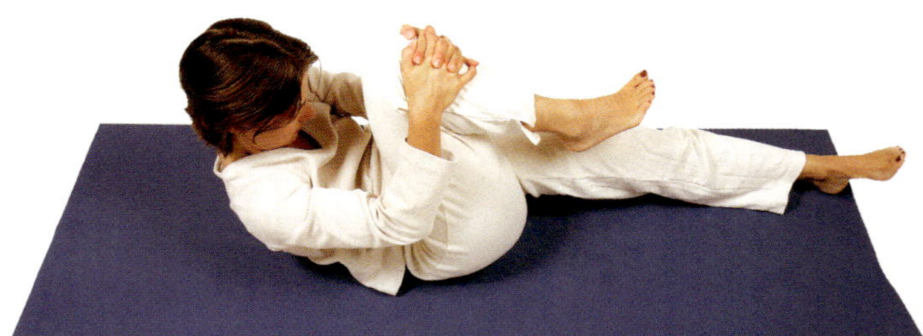

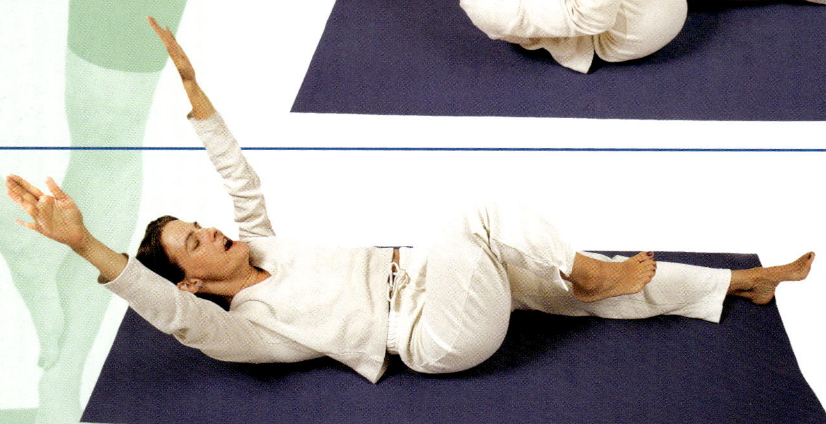

Legen Sie sich bequem in die Rückenlage. Schließen Sie die Augen. Heben Sie die Arme über den Kopf bis zur Matte, wenn Sie einatmen.

Umfassen Sie Ihr rechtes Knie mit einer tiefen Ausatmung und heben dabei den gesamten Oberkörper an und runden den Rücken. Ziehen Sie Ihr Kinn auf die Brust und strecken dadurch Ihren Nacken. Warten Sie in dieser Position gelassen ab, bis der Einatemimpuls kommt. Das kann einige Sekunden dauern.

Es wird sich mit der Einatmung von selbst ein starkes Gähngefühl einstellen. Geben Sie diesem Gefühl nach und gähnen Sie herzhaft und tief. Lösen Sie dabei die Haltung auf und strecken Ihre Arme wieder über den Kopf und legen den Oberkörper wieder entspannt ab.

Wenn Sie beim Gähnen wieder ausatmen, führen Sie Ihre Arme wieder mit zurück neben den Körper in die Ausgangsstellung.

Umfassen Sie vor dem Gähnen im Wechsel mal das rechte und beim nächsten Gähnen das linke Knie.

Spüren Sie, wie Sie sich mit jedem Gähnen mehr und mehr entspannen.

44 Anfangsentspannung

Führen Sie die Anfangsentspannung gleich zu Beginn Ihrer Yogastunde durch.

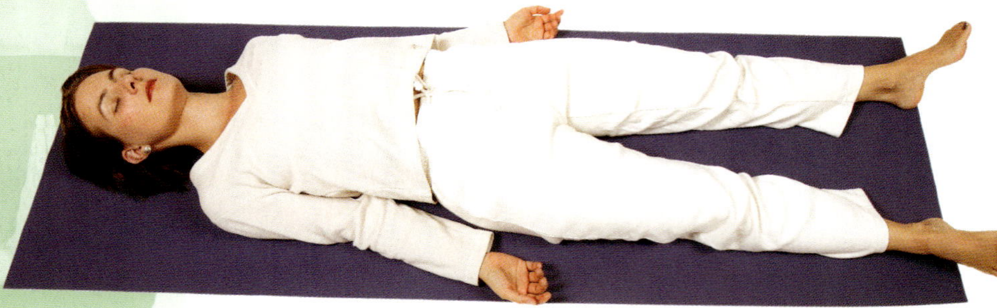

Schließen Sie Ihre Augen und legen Sie sich bequem hin (siehe Entspannungshaltungen).

Gehen Sie in Gedanken noch einmal Ihren Tag durch vom Aufstehen bis jetzt zur Yogastunde.

Was haben Sie heute Positives erlebt?

Vielleicht haben Sie heute etwas erledigt, was Sie schon lange vorhatten. Denken Sie auch an die kleinen Dinge des Lebens.

Was hat Ihnen Freude bereitet? Haben Sie etwas fertig gestellt oder zum Abschluss gebracht? Hatten Sie ein angenehmes Zusammentreffen mit netten Personen? Kollegen, Freunden oder der Familie? Gab es heute ein erfreuliches Ereignis?

Erinnern Sie sich dann an die Vorbereitungen, die Sie für diese Übungssequenz getroffen haben.

Schließen Sie gedanklich die Tür zu diesem Raum.

Freuen Sie sich auf Ruhe, Entspannung, achtsame Körperhaltungen und bewusstes Atmen.

Genießen Sie es, Zeit für sich zu haben.

Spüren Sie bewusst Ihre Atmung und atmen Sie in der Kehlatmung (siehe „bewusstes Atmen“ in diesem Kapitel und „Kehlatmung“).

Spüren Sie dann Ihren Körper vom Scheitel bis zur Sohle. Spüren Sie, welche Körperteile Kontakt zum Boden haben. Geben Sie über diese Stellen Gewicht an den Boden ab. Haben Sie das Gefühl, tief und tiefer in den Boden zu sinken und von der Erde getragen zu werden.

Spüren Sie Schwere oder Leichtigkeit, Glück und Wärme.

Lassen Sie alles los und seien Sie voller Vertrauen.

Spüren Sie die leichte Wölbung Ihrer Halswirbelsäule – Ihre Schultern – die Schulterblätter – die Arme und Hände. Gehen Sie in Gedanken Ihren Rumpf weiter hinab. Spüren Sie, wie Sie von den Schultern zur Taille hin schmaler werden. Spüren Sie, wie sich Ihre Lendenwirbelsäule leicht vom Boden abhebt. Nehmen Sie Ihr Becken wahr – Ihre Hüften – die Oberschenkel – die Wölbung der Kniekehlen – und die Füße.

Lassen Sie alle Muskeln los. Entspannen Sie sich vollkommen.

Üben Sie Achtsamkeit in Bezug auf Ihre Atmung, Ihren Körper und Ihren Geist.

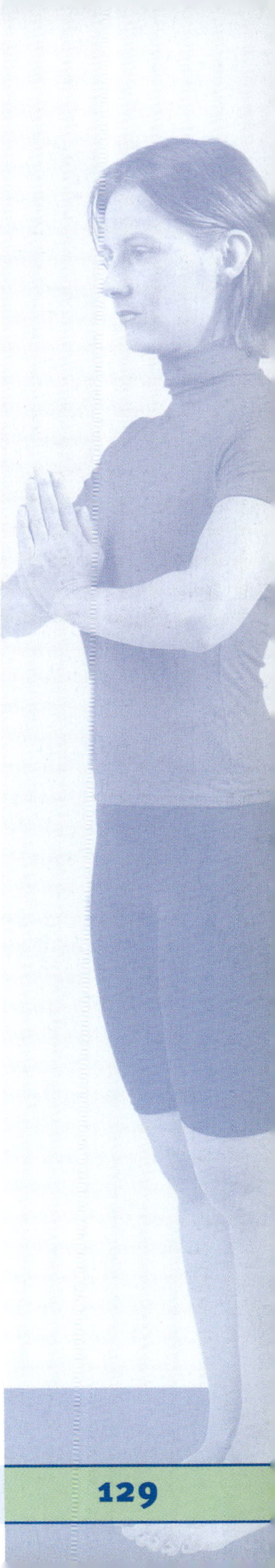

45

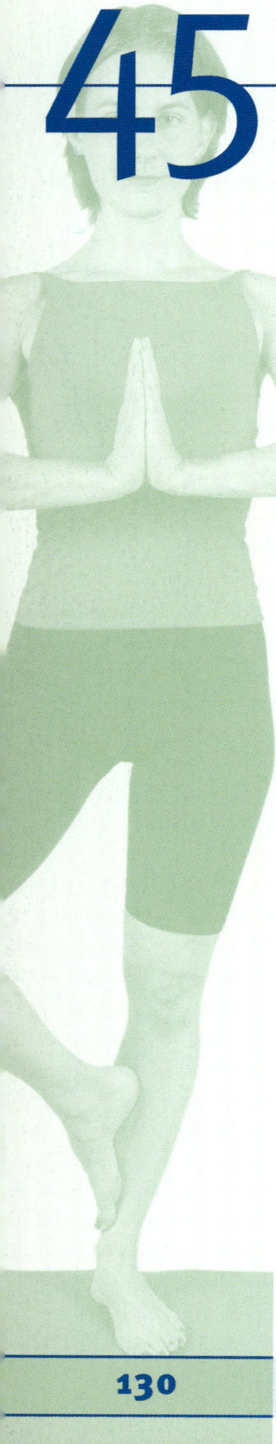

Endentspannung

Führen Sie am Ende Ihrer Yogastunde diese Endentspannung durch. Sie sollte in keinem Ablauf fehlen, auch wenn Sie nur wenig Zeit haben.

Legen Sie sich in die Rückenentspannungslage.

Ziehen Sie die rechte Fußspitze in Richtung Knie hoch. Heben Sie das gestreckte rechte Bein wenige Zentimeter vom Boden ab. Halten Sie die Spannung. Spüren Sie die Spannung im rechten Schienbein, im Oberschenkel und in der Hüfte. Lösen Sie dann die Spannung auf. Lassen Sie Ihr Bein wieder sanft zum Boden sinken. Nehmen Sie wahr, welche Muskeln sich dabei entspannen.

Ziehen Sie dann die linke Fußspitze in Richtung Knie hoch. Heben Sie das gestreckte linke Bein wenige Zentimeter vom Boden ab. Halten Sie die Spannung. Spüren Sie die Spannung im linken Schienbein, im Oberschenkel und in der Hüfte. Lösen Sie dann die Spannung auf. Lassen Sie Ihr Bein wieder sanft zum Boden sinken. Nehmen Sie wieder wahr, welche Muskeln sich dabei entspannen.

Spannen Sie Ihr Gesäß an. Kneifen Sie beide Gesäßhälften fest zusammen, sodass sich Ihr ganzes Becken leicht zur Decke wölbt. Halten Sie die Spannung. Spüren Sie die Spannung im Gesäß. Lösen Sie dann die Spannung auf. Lassen Sie Ihr Becken wieder sanft zum Boden sinken.

Nehmen Sie nach jeder Anspannung wahr, welche Muskeln sich beim Auflösen entspannen.

Spannen Sie nun Ihren Bauch fest an, sodass Ihre Lendenwirbelsäule weiter zum Boden kommt. Haben Sie noch keinen Kontakt, drücken Sie auch Ihre Fersen fest in den Boden. Halten Sie die Spannung. Spüren Sie die Spannung im Bauch. Atmen Sie ruhig und gleichmäßig weiter. Lösen Sie dann die Spannung wieder auf und spüren Sie, wie Ihr Bauch den Atembewegungen wieder folgt.

Spannen Sie Ihren oberen Rücken an, indem Sie Ihre Schulterblätter an Ihre Wirbelsäule heranziehen. Machen Sie die Schultern schmal und spüren Sie, wie sich Ihr gesamter Brustkorb zur Decke hochwölbt. Lösen Sie dann die Spannung wieder auf.

Ballen Sie beide Hände zur Faust und heben beide Arme wenige Zentimeter vom Boden ab. Halten Sie die Spannung. Spüren Sie die Spannung in den Händen, Armen und Schultern. Lösen Sie dann die Spannung wieder auf.

Strecken Sie gleich darauf die Finger und Hände. Der Daumen zeigt nach außen. Drücken Sie beide Handrücken in den Boden und ziehen Sie die Schultern fußwärts. Halten Sie die Spannung. Spüren Sie die Spannung in den Händen, Armen und im oberen Rücken. Lösen Sie dann die Spannung wieder auf.

Drücken Sie Ihren Hinterkopf sanft in die Unterlage. Halten Sie die Spannung. Spüren Sie die Spannung im Nacken. Lösen Sie dann die Spannung wieder auf.

Machen Sie ein Gesicht wie eine saure Zitrone. Ziehen Sie alle Muskeln zur Nasenspitze hin. Überall bilden sich Falten, auf der Stirn, auf den Wangen und am Kinn. Spüren Sie, wie Ihr gesamtes Gesicht angespannt ist. Lösen Sie dann die Spannung wieder auf.

Machen Sie dann das Löwengesicht. Reißen Sie die Augen weit auf und schauen über die Augenbrauen hoch zur Stirn. Öffnen Sie Ihren Mund ganz groß und

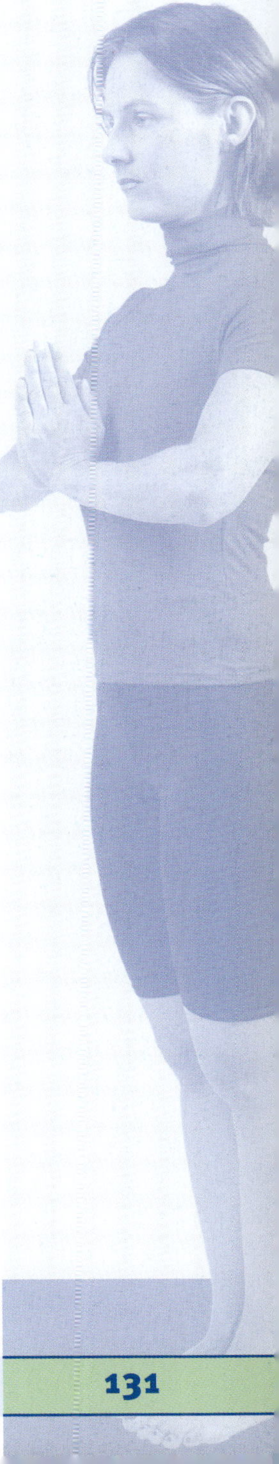

strecken Ihre Zunge weit zum Kinn heraus. Heben Sie den Kopf wenige Zentimeter vom Boden ab. Halten Sie diese Spannung. Legen Sie Ihren Kopf mit einem Seufzer ab und entspannen alle Muskeln. Schließen Sie Ihre Augen und den Mund wieder.

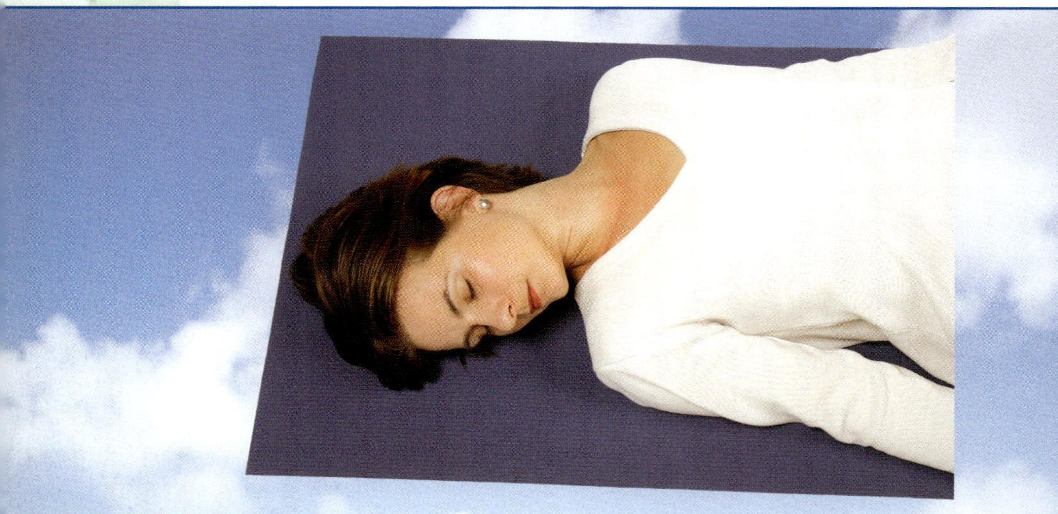

Drehen Sie mit der Ausatmung noch einmal Ihren Kopf auf die rechte Seite. Bringen Sie ihn mit der Einatmung wieder zurück zur Mitte und drehen ihn mit der nächsten Ausatmung nach links und mit der Einatmung zurück zur Mitte. Strecken Sie Ihren Nacken noch einmal lang heraus und finden Sie eine bequeme Position.

Gehen Sie nun in Gedanken noch einmal langsam alle Körperteile durch und sprechen im Geiste die Sätze:

„**Ich entspanne** meinen rechten Fuß, mein rechter Fuß ist ganz entspannt.

Ich entspanne meine rechte Wade. Meine rechte Wade ist ganz entspannt.

Ich entspanne meinen rechten Oberschenkel. Mein rechter Oberschenkel ist ganz entspannt.

Ich entspanne meinen linken Fuß. Mein linker Fuß ist ganz entspannt.

Ich entspanne meine linke Wade. Meine linke Wade ist ganz entspannt.

Ich entspanne meinen linken Oberschenkel. Mein linker Oberschenkel ist ganz entspannt.

Ich entspanne meine Hüften und mein Becken. Meine Hüften und mein Becken sind ganz entspannt.

Ich entspanne meinen Bauch. Mein Bauch ist ganz entspannt.

Ich entspanne meinen Rücken. Mein Rücken ist ganz entspannt.

Ich entspanne meinen Nacken und meine Schultern. Mein Nacken und meine Schultern sind ganz entspannt.

Ich entspanne meinen rechten Arm und meine rechte Hand. Mein rechter Arm und meine rechte Hand sind ganz entspannt.

Ich entspanne meinen linken Arm und meine linke Hand. Mein linker Arm und meine linke Hand sind ganz entspannt.

Ich entspanne mein Gesicht, meinen Unterkiefer, meine Lippen, meine Zunge, meine Nase, meine Wangen, meine Ohren, meine Augen, meine Augenbrauen, meine Stirn und meine Kopfhaut. Mein ganzes Gesicht ist vollkommen entspannt."

Genießen Sie dann die Stille, die in Ihnen ist.

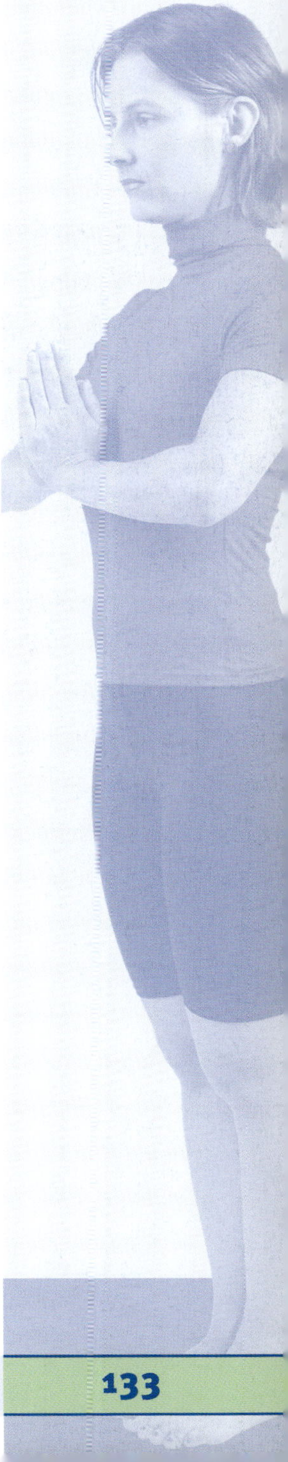

6

Die Meditation ist eine Methode, die durch Konzentration den Geist beruhigt. So können Sie einen tiefen Ruhezustand erreichen, der dem Schlaf ähnlich ist. Natürliche Kraft- und Energiequellen lassen sich so effektiv nutzen. Selbstheilungskräfte werden mobilisiert und gestärkt. Eine tiefe Entspannung bringt Körper, Geist und Seele ins Gleichgewicht. Das vegetative Nervensystem wird positiv beeinflusst und somit auch die Organfunktionen.

Gedanken und unsere Sinnesfunktionen aus- oder umzuschalten, bedarf eines regelrechten Trainingsprogramms und vor allem regelmäßigen Übens.

Als Einsteiger in die Meditation sollten Sie jedoch nicht gleich etwas ganz Großes, die tiefe Versenkung schlechthin, erwarten. Sehen Sie die Meditation zunächst eher als Konzentration auf etwas Bestimmtes. Meditieren kann jeder lernen. Versuchen Sie, das „Üben“ möglichst oft in Ihren Alltag zu integrieren.

Die meisten Menschen denken beim Arbeiten ans Essen und beim Essen ans Arbeiten.

Herbert von Karajan

Ihr Denken wird klarer und konzentrierter. Sie werden die Überzeugung gewinnen, mitten in all den Veränderungen Ihres Lebens beherrscht und selbstsicher zu bleiben.

Meditation

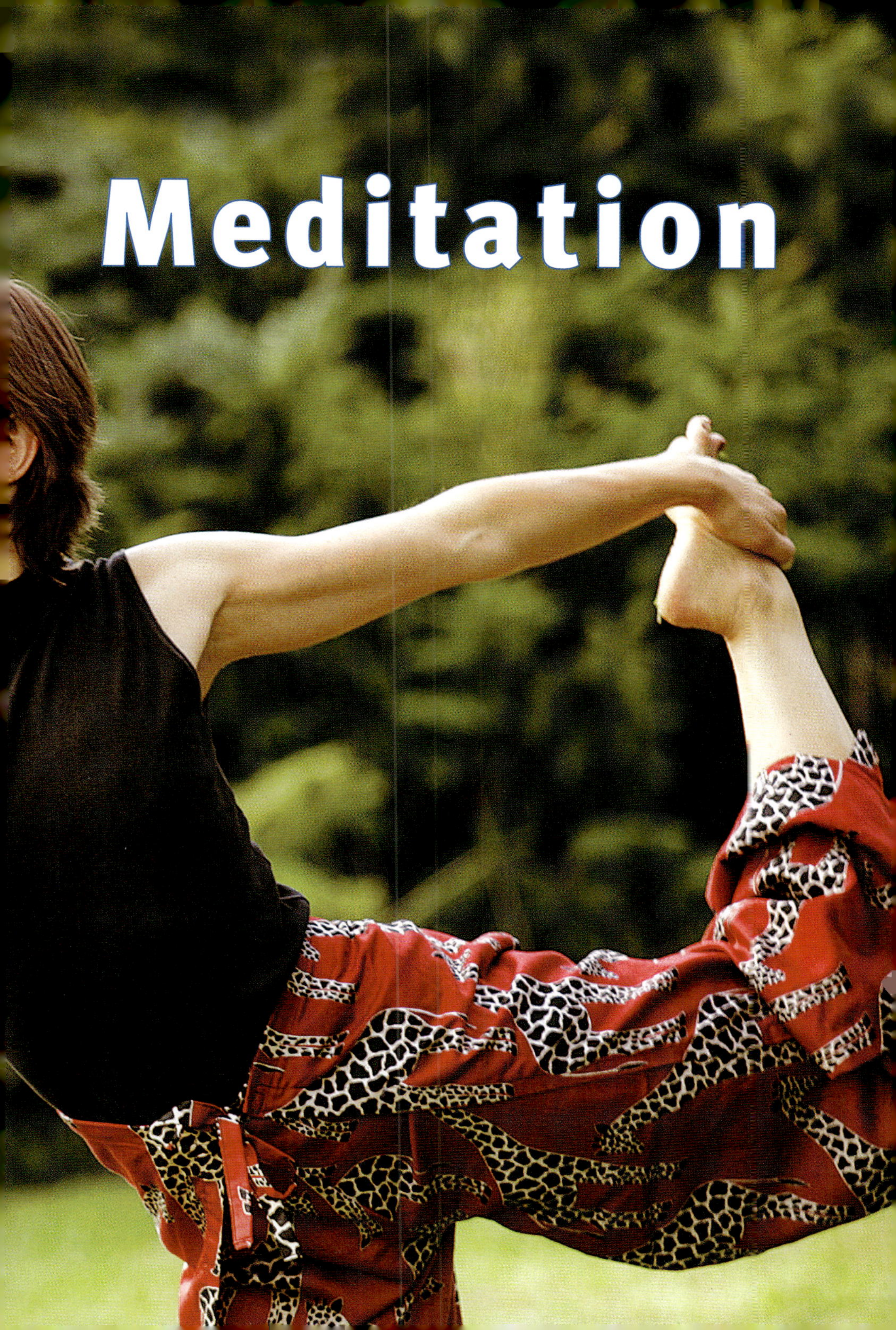

Konzentration

Konzentrieren, Wahrnehmen, Zentrieren, Meditieren, bedeutet, hier und jetzt in seiner Mitte zu sein und sich auf die augenblickliche Situation bewusst einzulassen. Kinder haben in der Regel noch diese ungeteilte Aufmerksamkeit für das, was sie tun. Im Erwachsenenalter müssen wir dies wieder neu lernen.

Formen der Meditation

Es gibt zwei Formen der Meditation, die *abstrakte* und die *gegenständliche* Meditation. Da es im Einsteigerbereich schwierig ist, an nichts zu denken, sollten Sie zunächst mit hinführenden Übungen beginnen und sich auf konkrete Dinge konzentrieren. Das kann die eigene Atmung sein oder *Mantras*, wie zum Beispiel „Om“, Bilder oder visuelle Symbole.

Haltungen

Wichtig ist eine stabile und bequeme Haltung, in der Sie jedoch keinesfalls einschlafen, denn dies ist nicht Sinn der Meditation. Am besten geeignet ist der Schneidersitz oder der Meditationssitz, bei dem die Füße voreinander liegen. Wenn sich Daumen und Zeigefinger berühren, schließen Sie den Energiekreislauf. Im Yoga werden diese Handhaltungen *Mudra* genannt.

Tipp:

Setzen Sie sich auf ein kleines, festes oder ein Meditationskissen oder auf eine gerollte Decke. Dann sind die Knie tiefer als das Becken und das Becken kippt leichter nach vorn. Achtung, nicht ins Hohlkreuz fallen lassen.

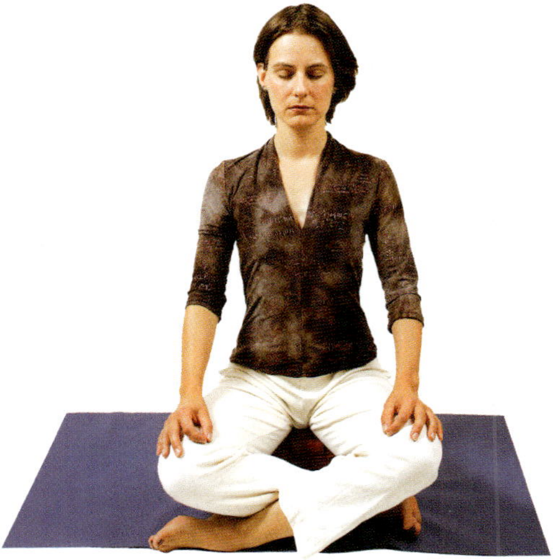

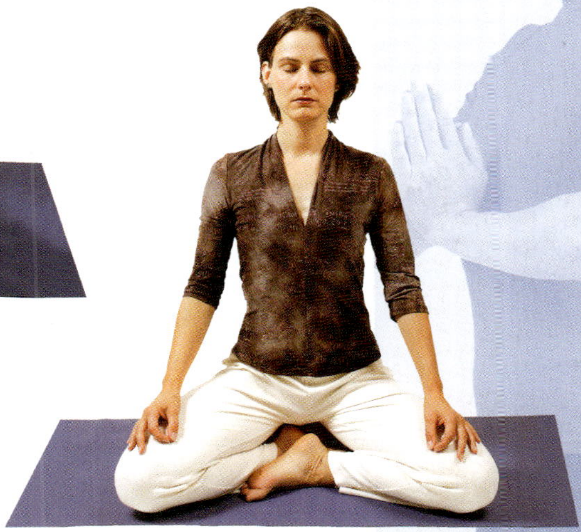

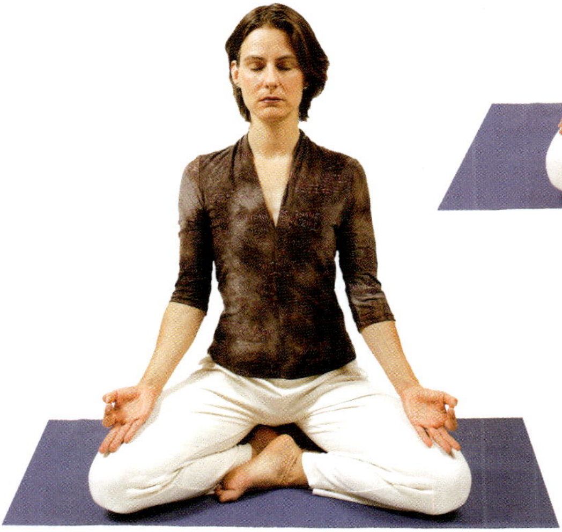

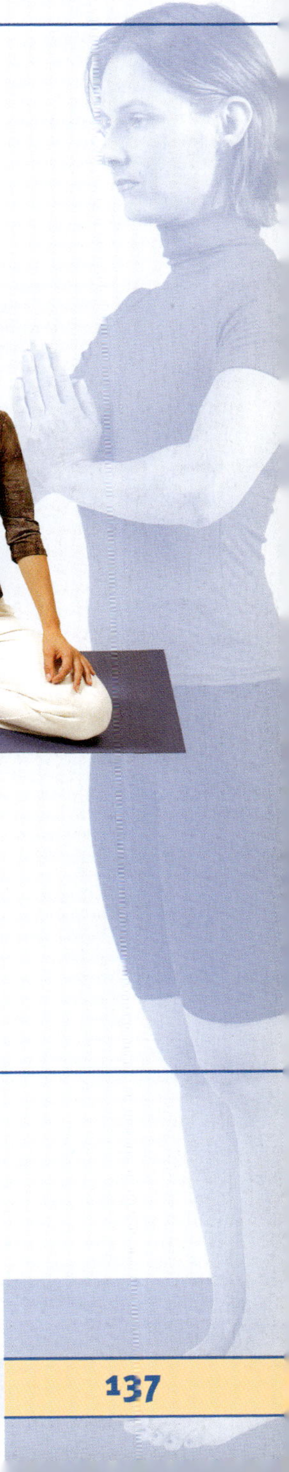

Die Handflächen können dabei nach oben oder nach unten gedreht werden. Wenn Sie sich im Rücken ganz aufrichten, fällt Ihnen das Aufdrehen der Hände leichter. Ist die Spannung im Schulterbereich noch zu groß, beginnen Sie mit nach unten gedrehten Händen.

46 Atemmeditation

Nehmen Sie sich 5-10 Minuten Zeit. Gehen Sie mit der Aufmerksamkeit zunächst vom Kopf bis zu den Füßen, spüren Sie Ihre Körperteile und entspannen Sie sich dabei.

Beobachten Sie Ihre Atmung.

Wenn Sie bemerken, dass Sie vor lauter Konzentration die Luft anhalten, seufzen Sie mehrere Male und entspannen dabei alle Muskeln im Gesicht, Nacken, in den Händen und Ihre Bauchmuskulatur.

Wie häufig atmen Sie?

Wie tief atmen Sie?

Dauert Ihre Ein- oder Ausatmung länger?

Spüren Sie dann das Körperinnere Ihres Rumpfs als Raum? Wo spüren Sie Bewegung im Körper?

Fühlen Sie Muskelspannungen, Muskelbewegungen oder Dehnungen?

Werden diese durch die Atmung ausgelöst?

Vielleicht spüren Sie das Ausdehnen und Zusammensinken des Brustkorbs.

Spüren Sie hier Muskelbewegungen? Oder Atembewegungen?

Vielleicht spüren Sie auch, wie sich Ihre Bauchdecke hebt und senkt. Spüren Sie hier Muskelbewegungen? Oder Atembewegungen?

Vielleicht spüren Sie diese Bewegungen auch im unteren Rücken? Oder im Becken?

Wo wird die Atembewegung für Sie am deutlichsten?

Wählen Sie den Bereich aus, in dem Sie die Bewegung gut spüren können.

Bleiben Sie mit Ihren Gedanken ganz bei diesem Körperbereich.

Fühlen Sie jede einzelne Atembewegung. Spüren Sie die Besonderheit jedes Atemzugs. Vielleicht sind einige Atemzüge kürzer, andere länger. Beeinflussen Sie nichts. Nehmen Sie nur wahr. Ihr Atemzentrum, welches die Atmung steuert, wird automatisch alles richtig machen. Je tiefer Sie sich entspannen, desto ruhiger und gleichmäßiger wird Ihre Atmung werden.

Wann immer Ihnen Gedanken kommen, lassen Sie sie vorüberziehen wie Wasser in einem Fluss.

Kehren Sie geduldig und beharrlich zur Atmung zurück.

Sie können innerlich die Worte „einatmen“ und „ausatmen“ während der Atmung mitsprechen. So schleichen sich nicht so schnell andere Gedanken ein.

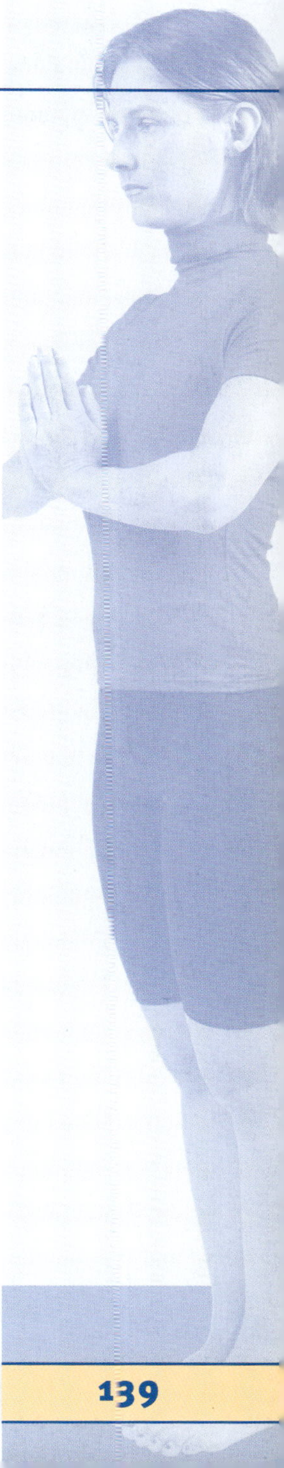

47

Fixieren des Blicks – Tratak

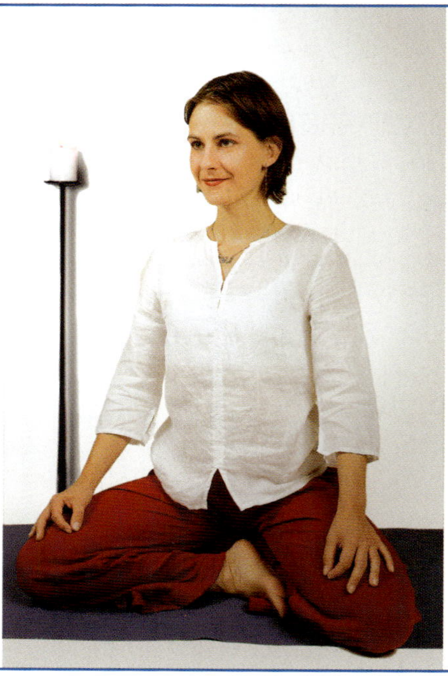

Als ›Tratak‹ wird das Starren auf einen Gegenstand bezeichnet.

Schauen Sie z. B. in eine Kerzenflamme, die in 2-5 m Entfernung steht. Konzentrieren Sie sich mit all Ihren Gedanken auf diese Flamme. Lassen Sie keine anderen Gedanken zu. Schauen Sie so lange, möglichst ohne zu blinzeln und ohne die Augen zu bewegen, bis Ihre Augen tränen. Die Tränen reinigen die Augen. Sie sollten allerdings nicht brennen oder wehtun. Schließen Sie dann Ihre Augen für eine Weile und visualisieren Sie die Flamme vor Ihrem inneren Auge.

Wiederholen Sie diesen Vorgang 2-3 x.

Tipp:

Wenn Sie nicht auf dem Boden sitzen können, setzen Sie sich auf einen Stuhl. Lehnen Sie sich dabei nicht an, sondern halten Sie sich aus eigener Kraft aufrecht.

Ausdehnungsmeditation

48

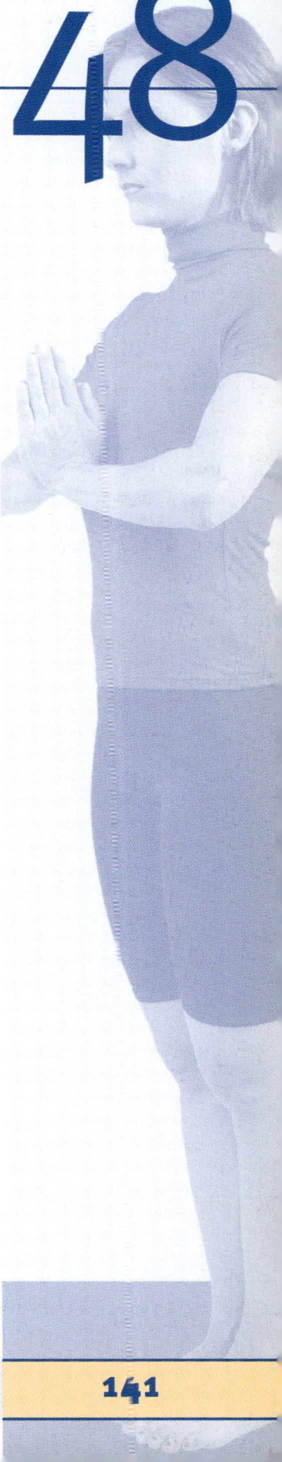

Sitzen Sie aufrecht und bequem. Spüren Sie alle Körperteile, die Kontakt zum Boden haben und fühlen Sie sich nach unten fest verwurzelt und stabil. Atmen Sie in diese Körperteile und stellen Sie sich dabei vor, sich mit jeder Ausatmung nach unten auszudehnen. Vielleicht entsteht auch ein Gefühl der Schwere oder aber der Leichtigkeit.

Spüren Sie dann alle Körperteile, die nach links zeigen. Schläfe, Ohr, Wange, Hals, Schulter, Arm, Hand, Rumpfseite, Becken, Bein, Knie. Spüren Sie alle Körperteile gleichzeitig und atmen Sie dort hinein. Spüren Sie bei jeder Ausatmung, wie Sie sich dorthin ausdehnen. Der Ausdehnung sind keine Grenzen gesetzt.

Fahren Sie ebenso fort mit der rechten Seite, nach hinten, nach vorn und nach oben.

Spüren Sie schließlich alle Körperteile gleichzeitig und dehnen sich mit jeder Ausatmung in alle Richtungen gleichzeitig aus.

7 Yogastunden für Einsteiger

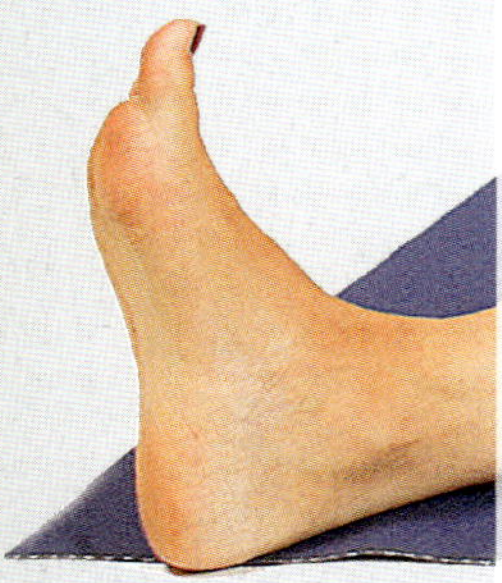

Positive Auswirkungen

Ein regelmäßiges Üben von Yoga kann Rücken-, Nacken- und Kopfschmerzen verschwinden lassen, Verdauungsprobleme beseitigen, Abhilfe bei geschwollenen Beinen schaffen und das Immunsystem stärken. Sie werden sich besser konzentrieren können und mit der Zeit wird Ihr Körpergefühl differenzierter und Ihr Selbstvertrauen größer. Zusätzlich werden Sie beweglicher und Sie stärken Ihre Muskeln, was Ihnen im Alltag sehr nützlich sein wird und vielen Beschwerden präventiv entgegenwirkt.

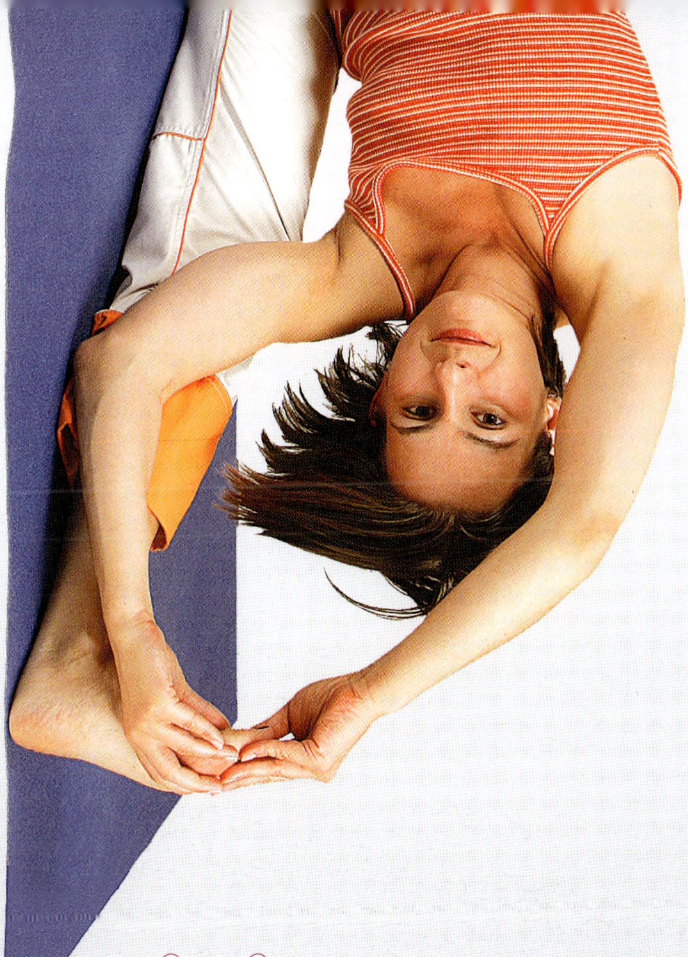

B Trainingsprogramme

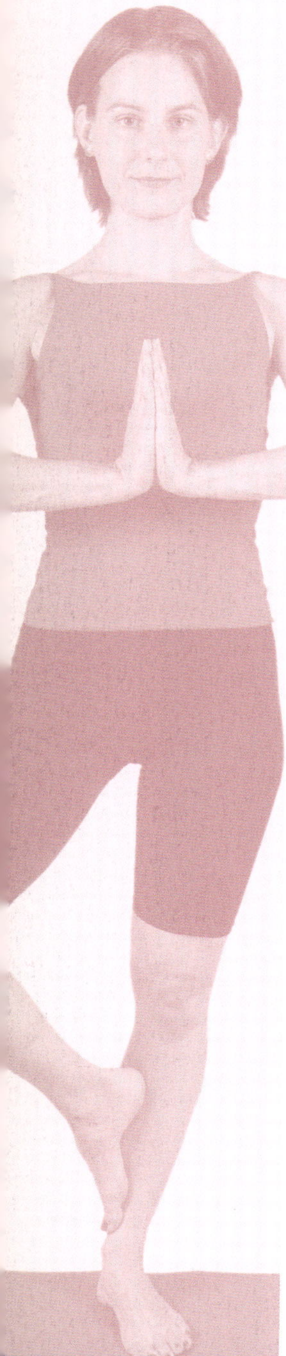

Trainingshinweise

Üben Sie dafür mindestens 1 x 90 min pro Woche und integrieren Sie einige Atem- und Entspannungsübungen in Ihren Alltag. Weitaus größere Fortschritte werden Sie natürlich machen, wenn Sie täglich üben.

Wenn Sie es sich nicht einrichten können, die 90 Minuten am Stück zu praktizieren, teilen Sie Ihr Programm in morgendliche Atemübungen, gefolgt vom Sonnengruß und ein oder zwei Rückwärtsbeugen (siehe Kapitel 8 „Spezielle Trainingsprogramme").

Führen Sie tagsüber, vor allem, wenn Sie lange sitzen müssen, einige Drehhaltungen aus.

Legen Sie abends besonderen Wert auf regenerierende Umkehrstellungen, entspannende Vorwärtsbeugen und eine lange Endentspannung.

Die Asanas sollten im Einsteigerbereich zwischen fünf entspannten Atemzügen und 2 min gehalten werden. Die Pause zwischen den Stellungen (Zwischenentspannung) sollte so lange dauern wie die Asana selbst.

In der Mittelstufe können die Stellungen auch schon mal bis zu drei Minuten gehalten werden, die Zwischenentspannung reduziert sich auf die halbe Zeit.

Fortgeschrittene Yogis können sich während der Asanas so gut entspannen, dass die Zwischenentspannung komplett wegfällt und auch die Anfangsentspannung auf ein Minimum reduziert wird.

Die Entspannung am Schluss sollte nie fehlen und immer mindestens 10 Minuten, bei Einsteigern eher 20 Minuten dauern.

Persönliche Voraussetzungen

Hören Sie bei der Ausführung der Asanas auf Ihren Körper und lesen Sie die Hinweise zur Durchführung genau durch. Wenn Sie die Asana noch nicht, wie beschrieben, ausführen können, üben Sie zunächst die vereinfachte Variation. Geben Sie sich selbst Zeit. Passen Sie die Übungen an Ihre körperliche Fitness an. Wenn Sie beispielsweise bei der Vorwärtsbeuge im Langsitz nur mit dem Kopf die Knie berühren können, wenn Sie dabei Ihren Rücken runden, werden Sie nach einiger Zeit des Übens Rückenbeschwerden, vielleicht sogar Bandscheibenprobleme bekommen. Beugen Sie sich dann aus der Hüfte nur so weit nach vorn, solange Sie Ihren Rücken in der physiologischen Schwingung halten können. Ein Rundrücken würde davon abweichen. Und die Dehnung in der Oberschenkelrückseite werden Sie trotzdem spüren und damit auch in den Genuss der Wirkung dieser Übung kommen; vorausgesetzt, Sie entspannen sich bei jeder Ausatmung. Manchmal müssen Sie dazu Hilfsmittel wie ein Kissen, manchmal aber auch einen Hocker oder Stuhl benutzen.

Es wird Ihnen langfristig nur dann Spaß machen und Nutzen bringen, wenn die Übungsanforderungen Ihrer Leistungs- und Entspannungsfähigkeit entsprechen.

Die Übungen an sich sind selbstverständlich nicht gesundheitsschädlich, im Gegenteil, sie sind der Gesundheit sogar zuträglich.

Wenn Sie aber bereits vorgeschädigte Gelenke oder Verletzungen und Abnutzungserscheinungen an Ihrem passiven oder aktiven Bewegungsapparat haben, kann dies eine Variation der Yogapraxis erfordern. Hören Sie in diesem Fall genauestens auf Ihren Körper und fragen am besten zusätzlich eine erfahrene Yogalehrerin.

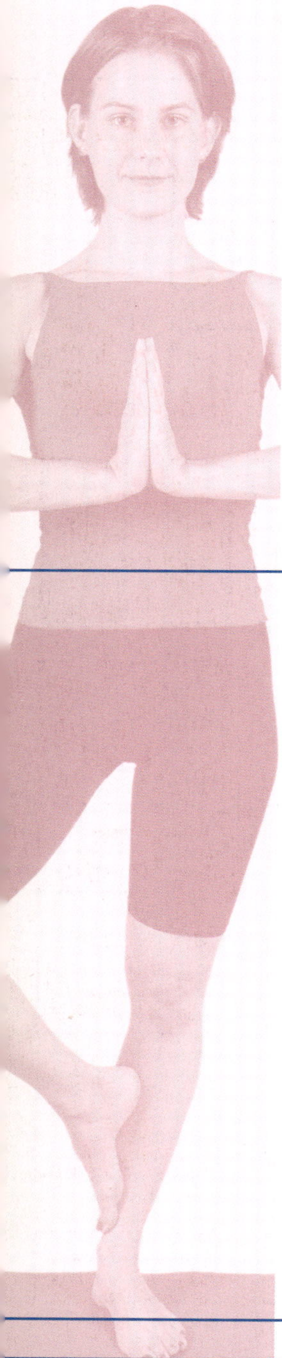

Umgebung

Üben Sie an einem Ort, an dem Sie sich wohl fühlen. Sorgen Sie für Ordnung und Sauberkeit, ohne vorher einen kompletten Hausputz zu machen. Treffen Sie Vorkehrungen, damit Sie die gesamte Übungsstunde über nicht gestört werden.

Tragen Sie bequeme, warme Kleidung. Eine rutschfeste Yogamatte wird Ihnen die Standhaltungen erleichtern. Eine warme Decke verstärkt die Entspannungswirkungen noch. Ein Meditationskissen sorgt für einen bequemen Sitz und kann ebenso wie ein Hocker einige Übungen erleichtern.

Sorgen Sie dafür, dass Sie sich in jeder Hinsicht wohl fühlen.

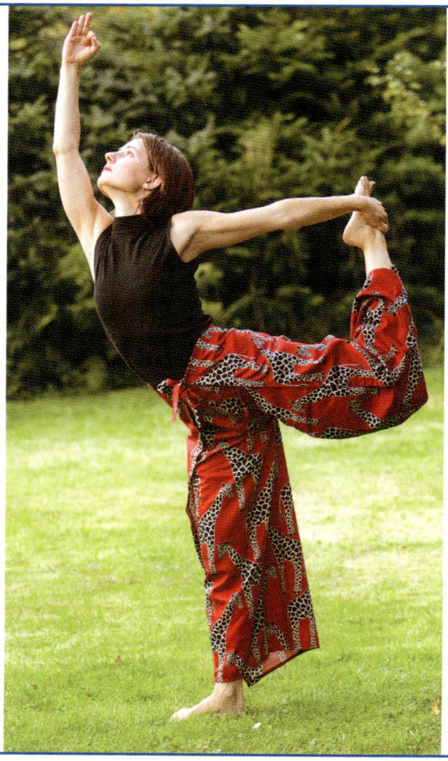

1. Stunde

44 Anfangsentspannung S. 128.

36 Bewusstes Atmen S. 118

14 Knie zur Brust S.55

17 Drehhaltung S. 58

6 Augenübungen S. 46, S. 47

39 Rückenentspannungslage S. 120

7 Berghaltung S. 49

8 Schulterentspannung S. 50

9 Brustkorböffnung S. 50

11 Kleine Selbstmassage S. 52

10 Energieübung S. 51

39 Rückenentspannungslage S. 120

24 Variation halbe Vorwärtsbeuge S. 80

25 Schiefe Ebene Variation Tisch S. 85

42 Bauchentspannungslage S. 125

26 Kobra S. 86

41 Stellung des Kindes S. 124

30 Drehsitz, leichte Variation S. 99

33 Baum S. 106

43 Gähnübung S. 126

45 Endentspannung S. 130

44
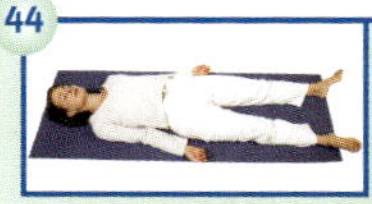
14
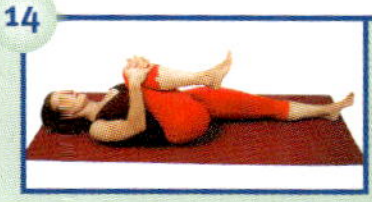
17
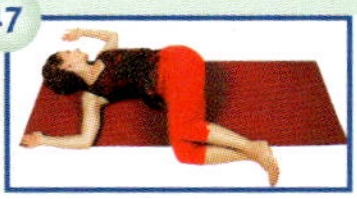
6
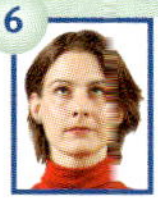
7
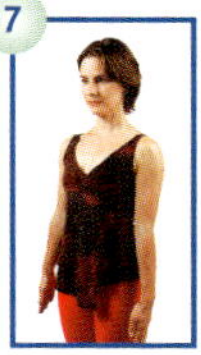
39
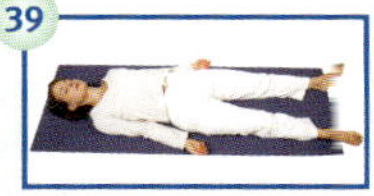
8
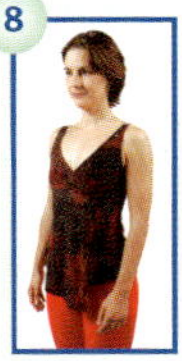
9
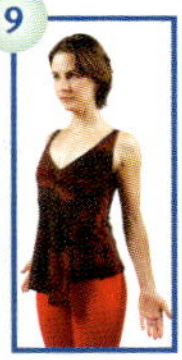
11
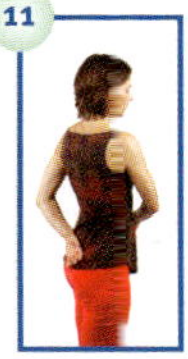
10
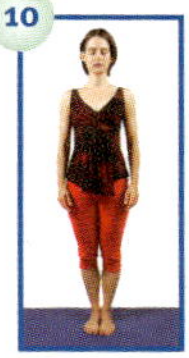
39
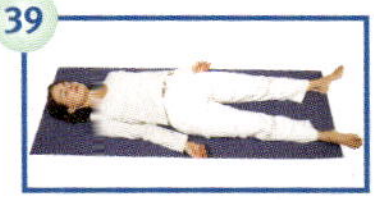
24
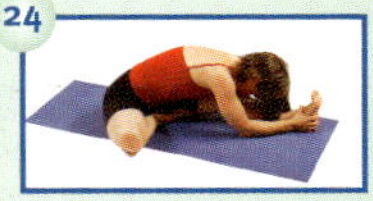
25
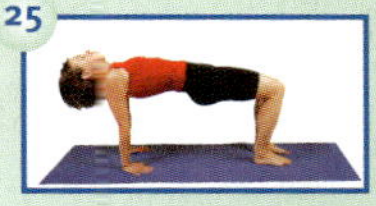
42
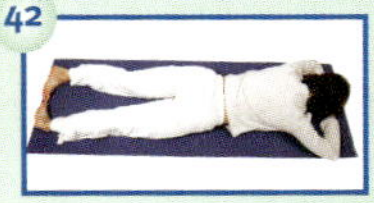
26
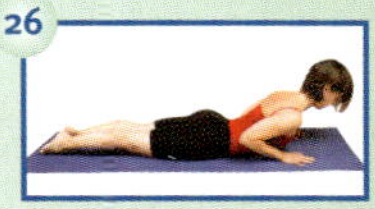
41
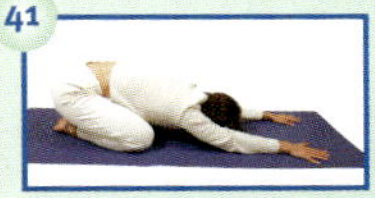
30
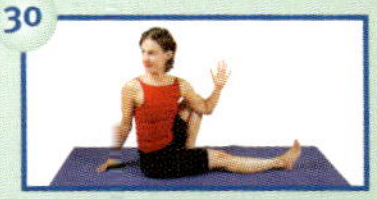
33
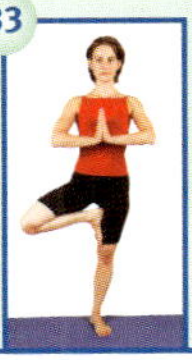
43
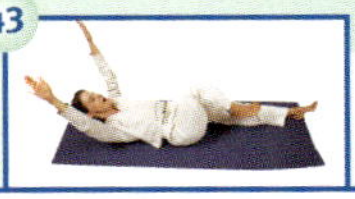
45
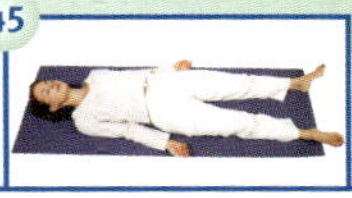

2. Stunde

44 Anfangsentspannung S. 128
36 Bewusstes Atmen S. 118
14 Knie zur Brust S. 55
15 Knie über Kreuz S. 56
17 Drehhaltung S. 58
6 Augenübungen + Variation 1 S. 46
39 Rückenentspannungslage S. 120
7 Berghaltung S. 49
8 Schulterentspannung S. 50
9 Brustkorböffnung S. 50
12 Halsübung S. 53
13 aufrechte Kopfhaltung S. 54
11 Kleine Selbstmassage S. 52
10 Energieübung S. 51
39 Rückenentspannungslage S. 120
16 Bein heben S. 57
39 Rückenentspannungslage S. 120
24 Variation halbe Vorwärtsbeuge S. 80
25 Schiefe Ebene Variation Kopf S. 85
42 Bauchentspannungslage S. 125
26 Kobra S. 86
41 Stellung des Kindes S. 124
30 Drehsitz, leichte Variation S. 99
33 Baum S. 106
43 Gähnübung S. 126
45 Endentspannung S. 130

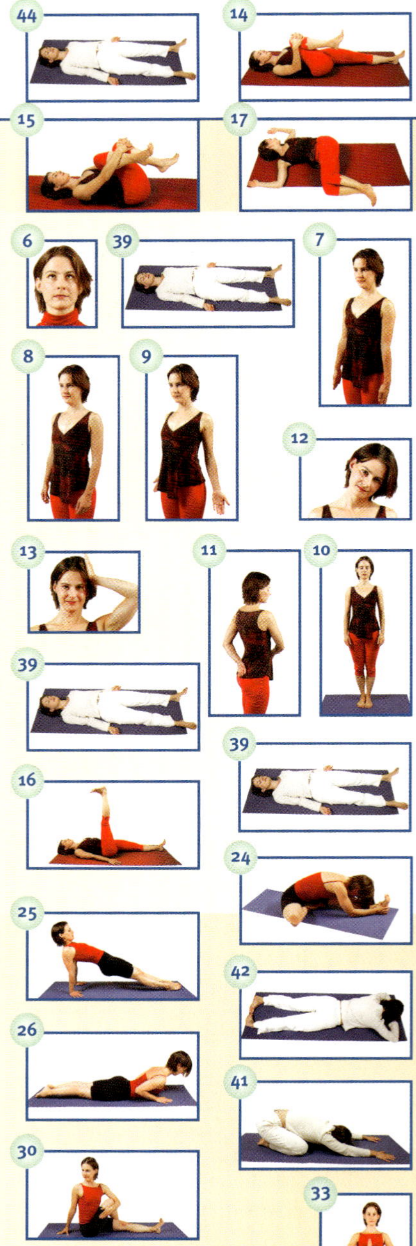

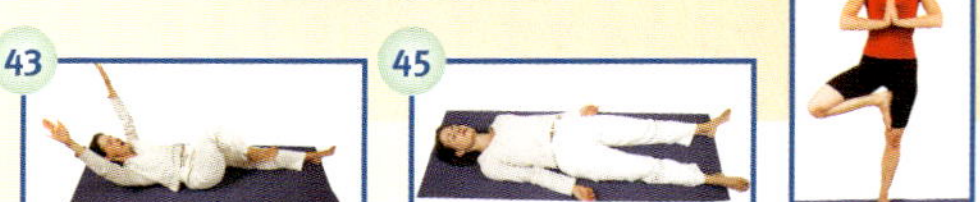

3. Stunde

44 Anfangsentspannung S. 128

36 Bewusstes Atmen S. 118

17 Drehhaltung S. 58

4 Wechselatmung S. 28

11 Kleine Selbstmassage S. 52

39 Rückenentspannungslage S. 120

2 Gorilla S. 26

5 Sonnengruß S. 32/33

20 Schulterstand evtl. Variation diagonal oder mit Kissen S. 69f

23 Fisch, evtl. Variation mit Kissen S. 77f

39 Rückenentspannungslage S. 120

24 Vorwärtsbeuge evtl. mit Kissen S. 80

25 Schiefe Ebene S. 84/85

42 Bauchentspannungslage S. 125

26 Kobra S. 86

27 halbe Heuschrecke S. 88f

41 Stellung des Kindes S. 124

30 Drehsitz, leichte Variation S. 99

33 Baum S.106

35 Dreieck S.111

45 Endentspannung S. 130

44
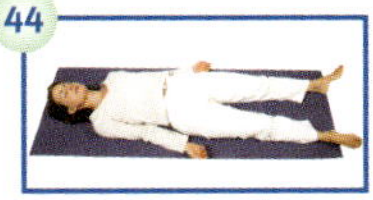
17
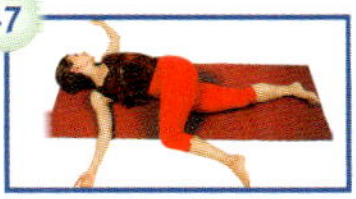
4
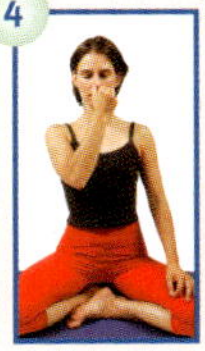
11
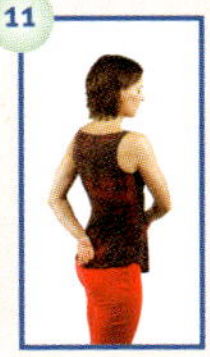
39
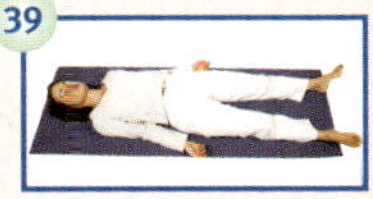
2
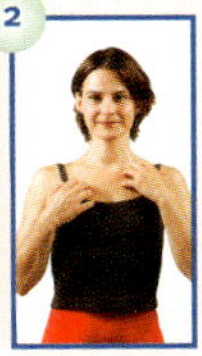
5
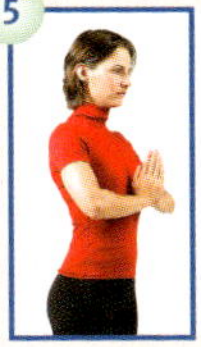
20
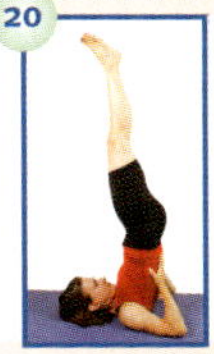
23
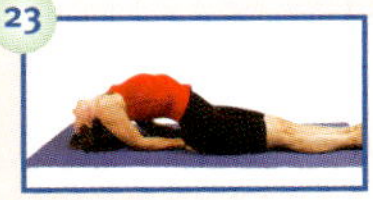
39
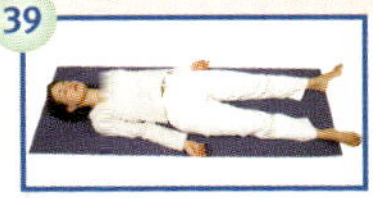
24
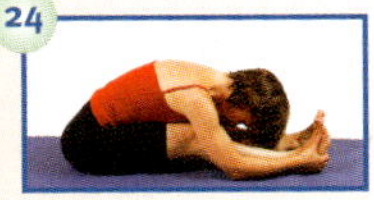
25
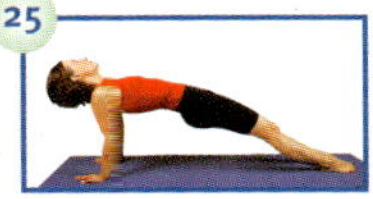
42
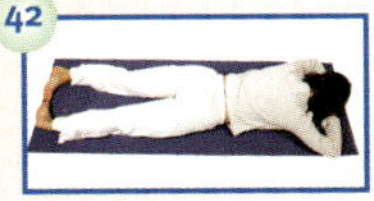
26
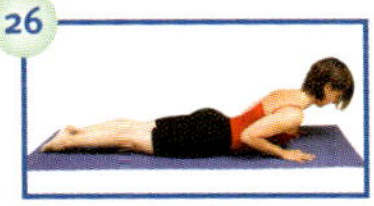
27
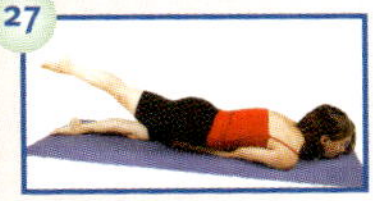
41
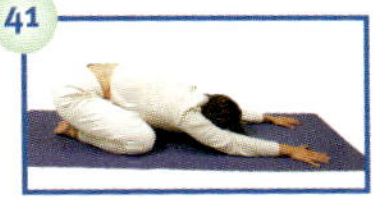
30
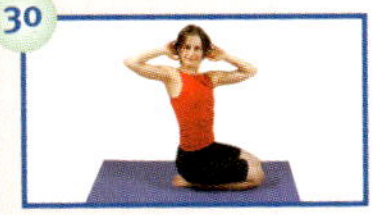
33
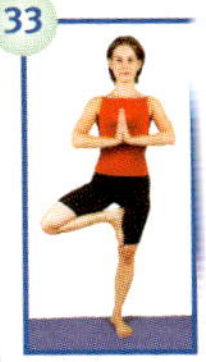
35
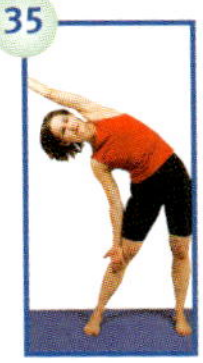
45
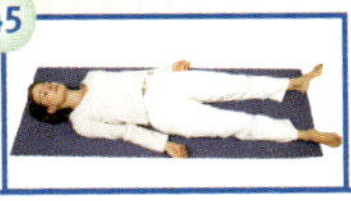

4. Stunde

44 Anfangsentspannung S. 128

4 Wechselatmung S. 28

1 Lunge aktivieren S. 25

2 Gorilla S. 26

5 Sonnengruß S. 32/33

18 Bauchmuskelübungen S. 60

20 Schulterstand evtl. Variation diagonal oder mit Kissen S. 70/71

22 Brücke S. 74

39 Rückenentspannungslage S. 120

24 Vorwärtsbeuge S. 80

25 Schiefe Ebene S. 84

42 Bauchentspannungslage S. 125

26 Kobra S. 86

27 Halbe Heuschrecke S. 89

27 Heuschrecke S. 88

41 Stellung des Kindes S. 124

28 Katze S. 92

30 Drehsitz S. 97f

32 Stehende Vorwärtsbeuge, evtl. mit Stuhl S. 103

35 Dreieck S. 111

45 Endentspannung S. 130

44
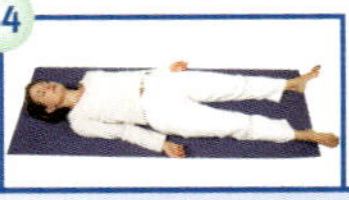

4
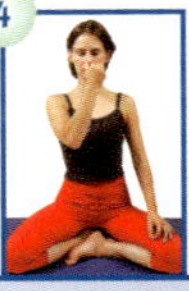

1
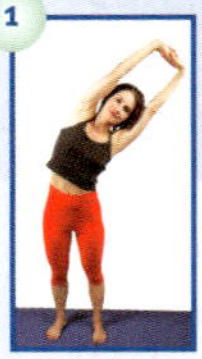

2
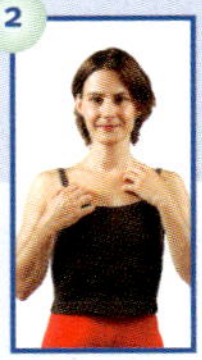

5
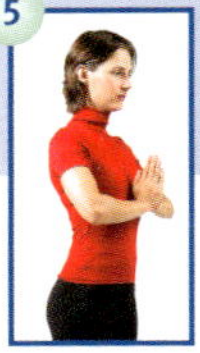

18
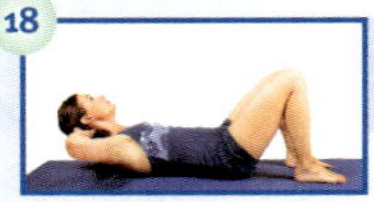

20
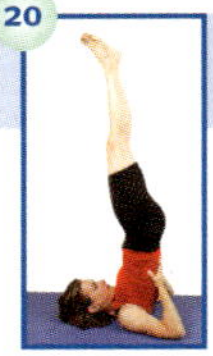

22
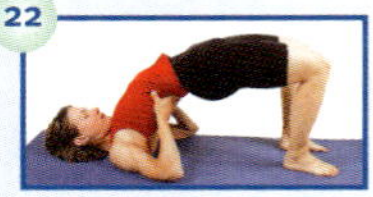

39
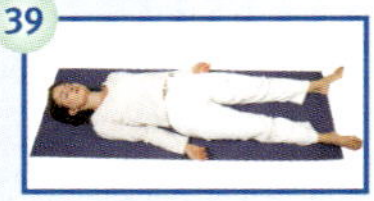

24
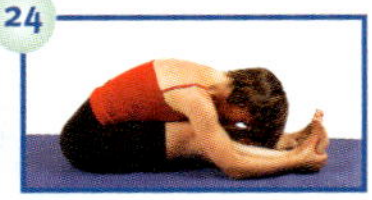

25
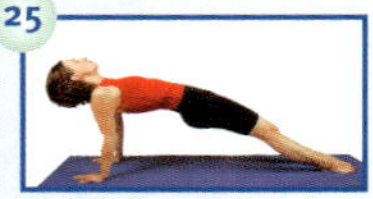

42
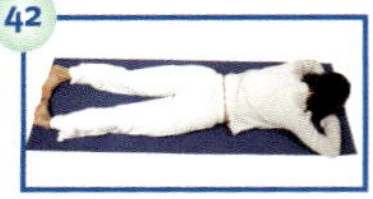

26
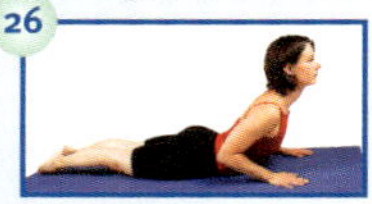

27
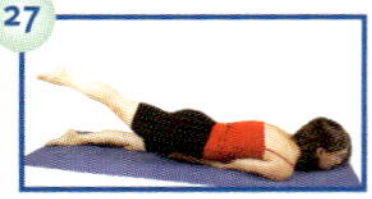

27
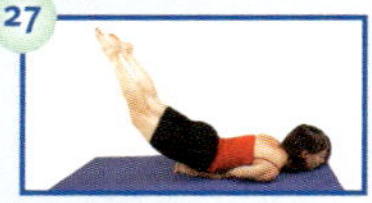

41
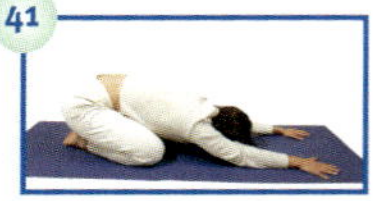

28
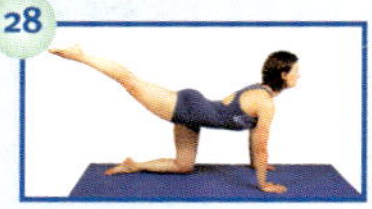

30
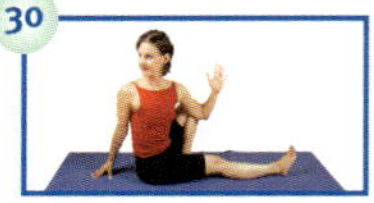

32
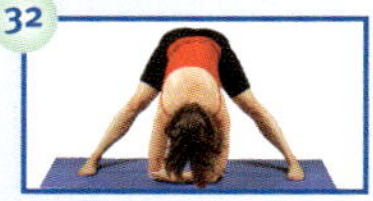

35
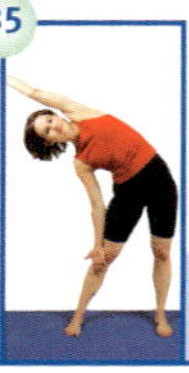

45
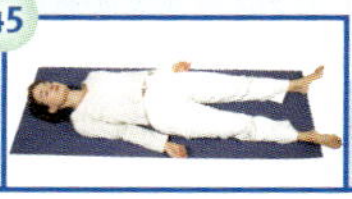

5. Stunde

44 Anfangsentspannung S. 128

37 Kehlatmung Atmen S. 118

4 Wechselatmung S. 28

1 Lunge aktivieren S. 25

2 Gorilla S. 26

5 Sonnengruß S. 32/33

20 Schulterstand S. 69f

21 Pflug S. 72

23 Fisch S. 77

39 Rückenentspannungslage S. 120

24 Vorwärtsbeuge S. 80

25 Schiefe Ebene S. 84

42 Bauchentspannungslage S. 125

27 Halbe Heuschrecke S. 89

42 Bauchentspannungslage S. 125

29 Variation halber Bogen S. 94/95

41 Stellung des Kindes S. 124

30 Drehsitz S. 97

32 Stehende Vorwärtsbeuge S. 102

35 Dreieck S. 111

45 Endentspannung S. 130

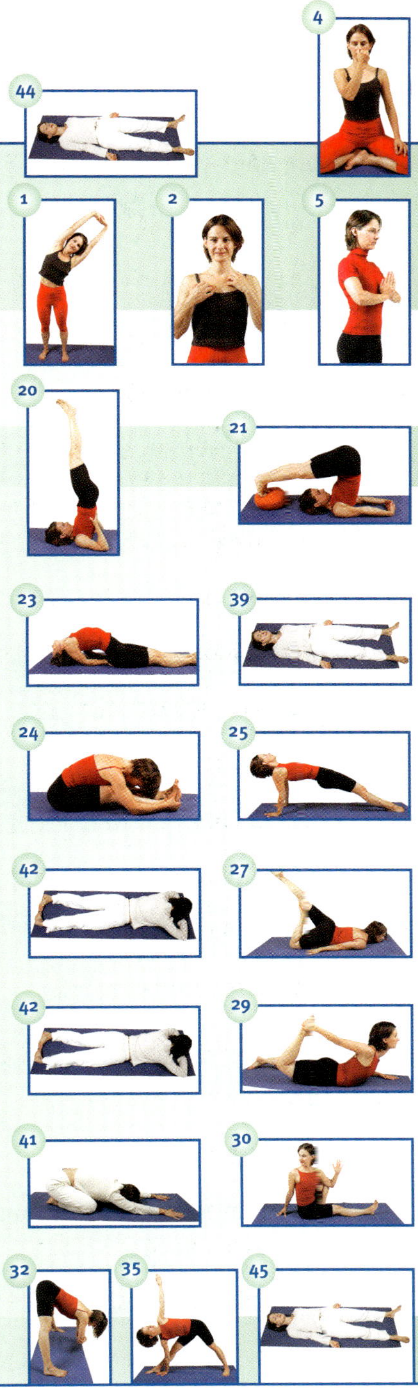

6. Stunde

44 Anfangsentspannung S. 128

1 Lunge aktivieren S. 25

3 Feueratmung S. 27

5 Sonnengruß S. 32/33

20 Schulterstand S. 69

21 Pflug S. 72

22 Brücke S. 74

39 Rückenentspannungslage S. 120

24 Vorwärtsbeuge S. 80

25 Schiefe Ebene S. 84

42 Bauchentspannungslage S. 125

27 Heuschrecke S. 88

42 Bauchentspannungslage S. 125

29 Variation halber Bogen S. 94/95

29 Bogen S. 94

41 Stellung des Kindes S. 124

30 Drehsitz S. 97f

32 Stehende Vorwärtsbeuge . 102

35 Dreieck S. 111

45 Endentspannung S. 130

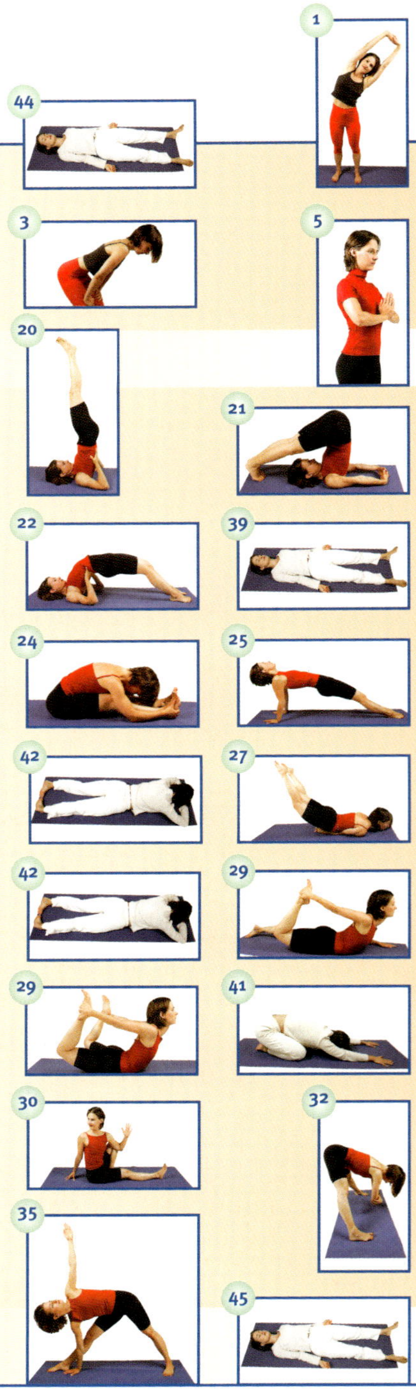

7. Stunde

44 Anfangsentspannung S. 128

4 Wechselatmung S. 28

1 Lunge aktivieren S. 25

5 Sonnengruß S. 32/33

20 Schulterstand S. 69f

21 Pflug S. 72

22 Brücke S. 74

39 Rückenentspannungslage S. 120

24 Vorwärtsbeuge S. 80

25 Schiefe Ebene S. 84

42 Bauchentspannungslage S. 125

26 Kobra S. 86

29 Variation Schaukelbogen S. 96

42 Bauchentspannungslage S. 125

41 Stellung des Kindes S. 124

30 Drehsitz S. 97f

32 Stehende Vorwärtsbeuge S. 102

35 Dreieck S. 111

45 Endentspannung S. 130

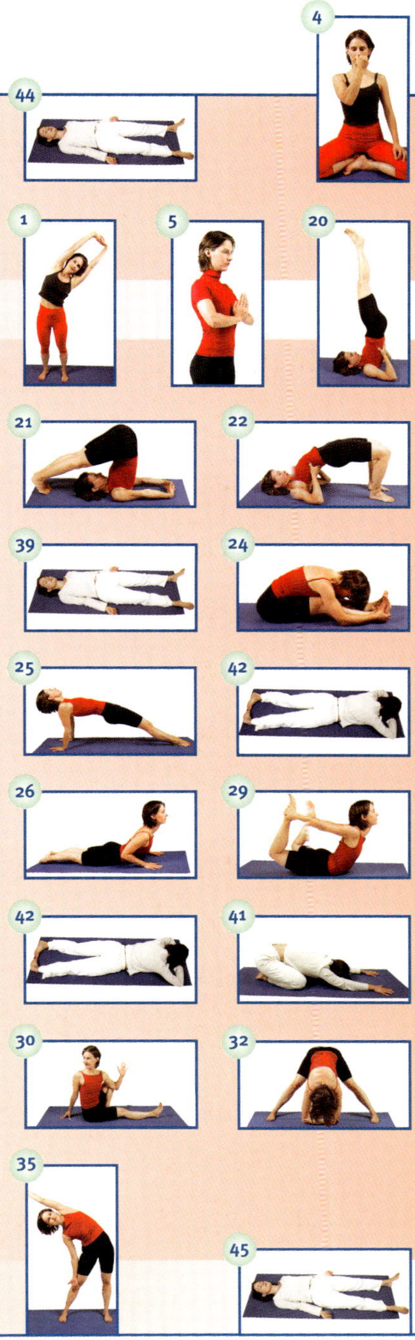

8. Stunde

44 Anfangsentspannung S. 128
1 Lunge aktivieren S. 25
2 Gorilla S. 26
5 Sonnengruß S. 32/33
20 Schulterstand S. 69f
21 Pflug S. 72
23 Fisch S.77
39 Rückenentspannungslage S. 120
24 Vorwärtsbeuge S. 80
25 Schiefe Ebene S. 84
42 Bauchentspannungslage S. 125
26 Kobra S. 86
29 Variation Schaukelbogen S. 96
42 Bauchentspannungslage S. 125
41 Stellung des Kindes S. 124
30 Drehsitz S. 77f
31 Krähe S. 101
32 Stehende Vorwärtsbeuge S. 102
33 Baum S. 106
35 Variation Dreieck S. 112/113
45 Endentspannung S. 130

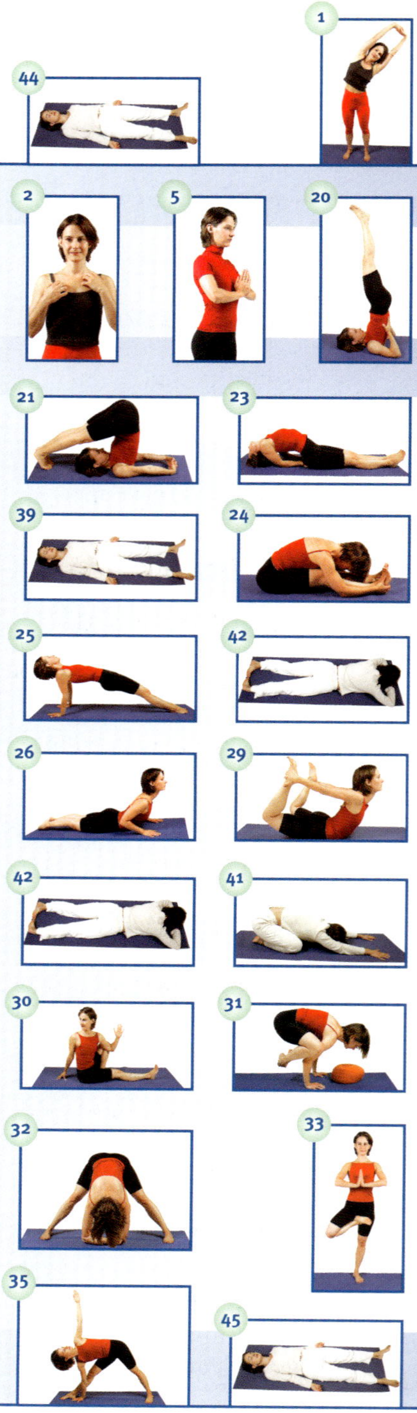

9. Stunde

44 Anfangsentspannung S. 128

4 Wechselatmung S. 28

5 Sonnengruß S. 32/33

20 Schulterstand S. 64f

21 Pflug S. 72

22 Variation Brücke S. 75

39 Rückenentspannungslage S. 120

24 Vorwärtsbeuge S. 80

25 Schiefe Ebene S. 84

42 Bauchentspannungslage S. 125

26 Kobra S. 86

27 Heuschrecke S. 88

42 Bauchentspannungslage S. 125

41 Stellung des Kindes S. 124

30 Drehsitz S. 97f

32 Stehende Vorwärtsbeuge S. 102

33 Baum S. 106

35 Variation Dreieck S. 114

45 Endentspannung S. 130

46 Atemmeditation S. 138

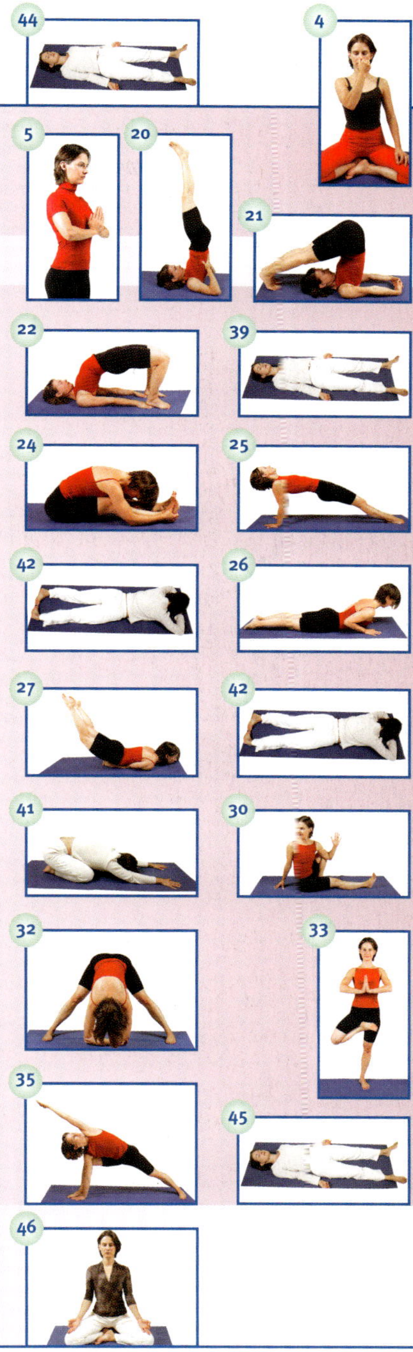

10. Stunde

44 Anfangsentspannung S. 128

4 Wechselatmung S. 28

5 Sonnengruß S. 32/33

20 Schulterstand S. 69f

21 Pflug S. 72

22 Brücke S. 74

39 Rückenentspannungslage S. 120

24 Vorwärtsbeuge S. 80

25 Schiefe Ebene S. 84

42 Bauchentspannungslage S. 125

26 Kobra S. 86

29 Variation Schaukelbogen S. 96

42 Bauchentspannungslage S. 125

41 Stellung des Kindes S. 124

30 Drehsitz S. 97f

32 Stehende Vorwärtsbeuge S. 102

35 Variation Dreieck S. 113

45 Endentspannung S. 130

47 Meditation S. 140

44
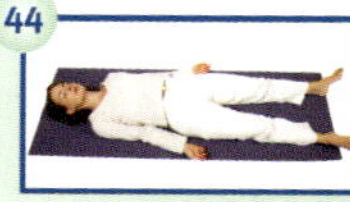

4
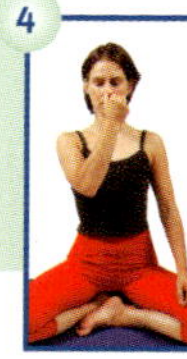

5
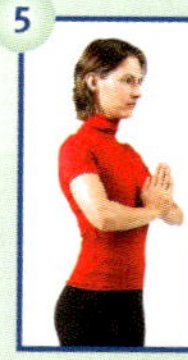

20
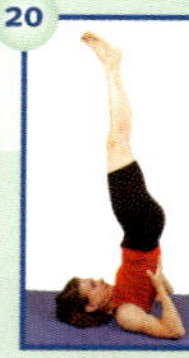

21
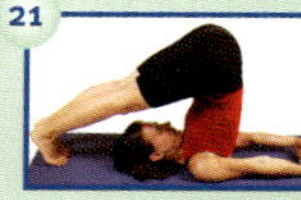

22
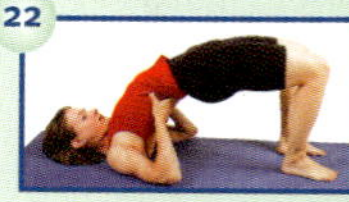

39
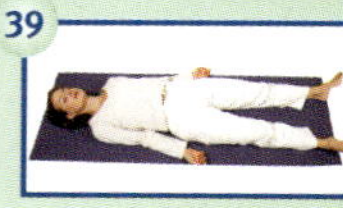

24
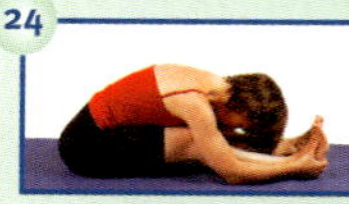

25
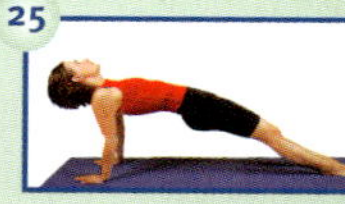

42
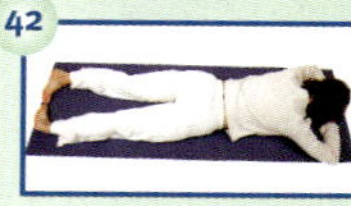

26
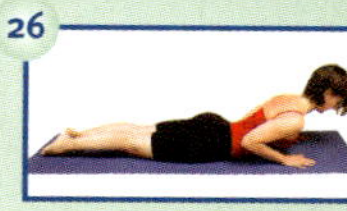

29
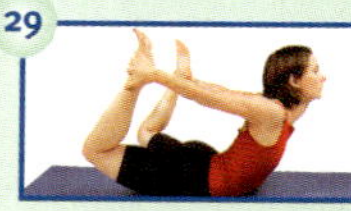

42
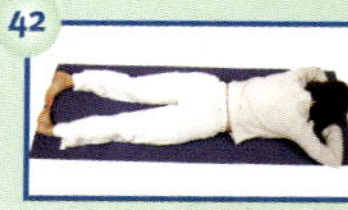

41
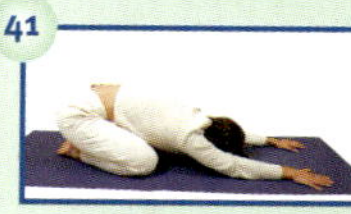

30
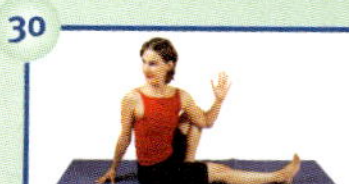

32
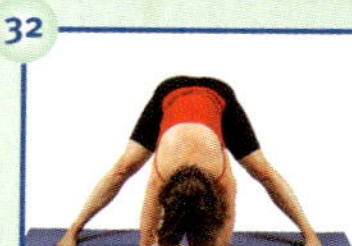

35
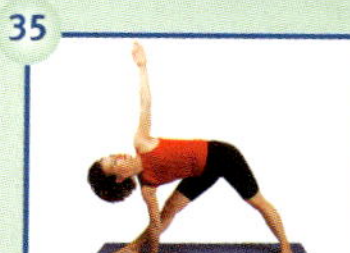

45
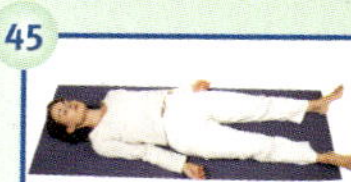

47
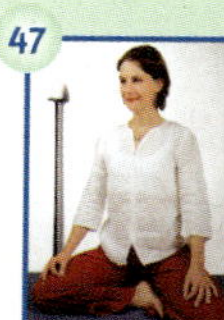

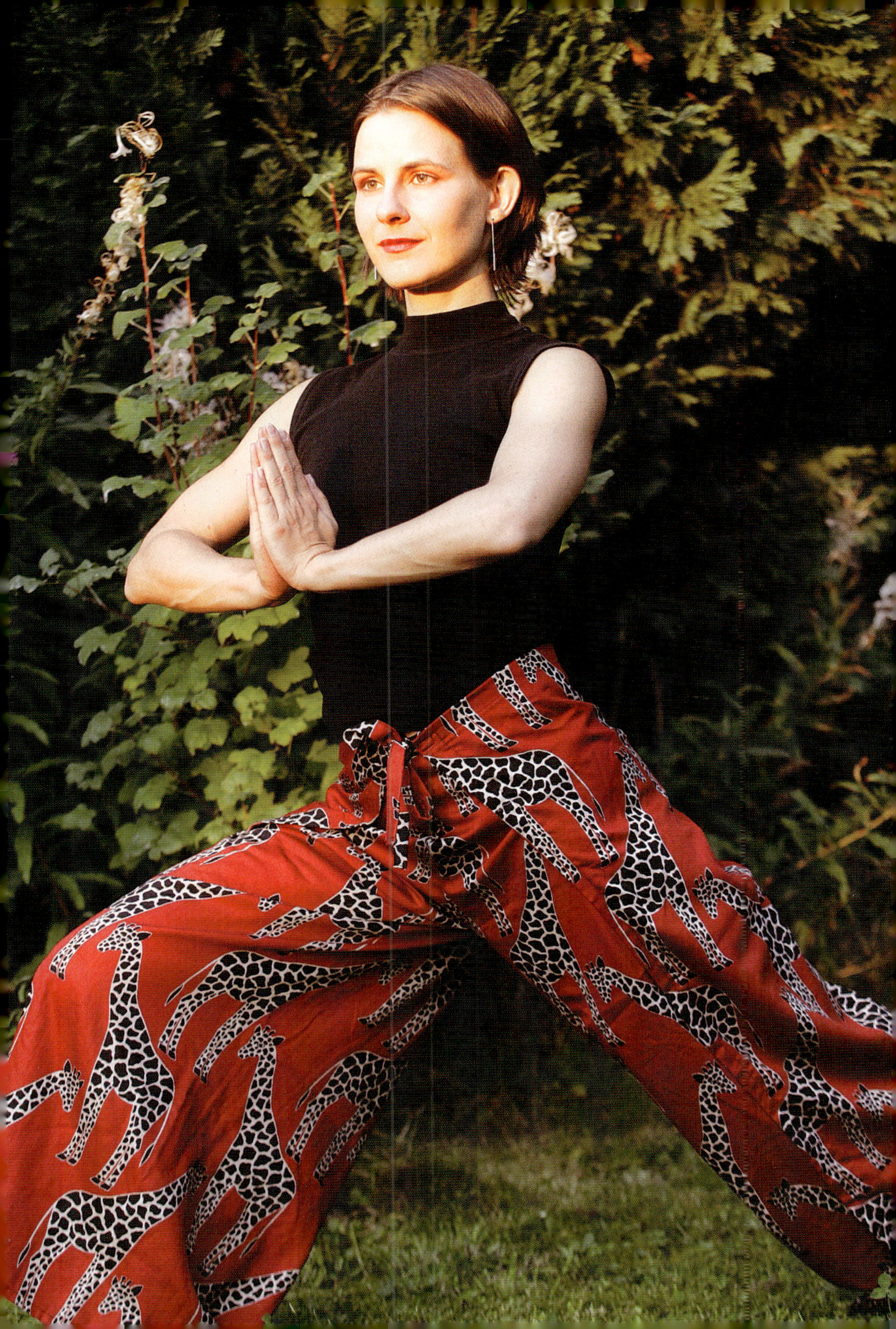

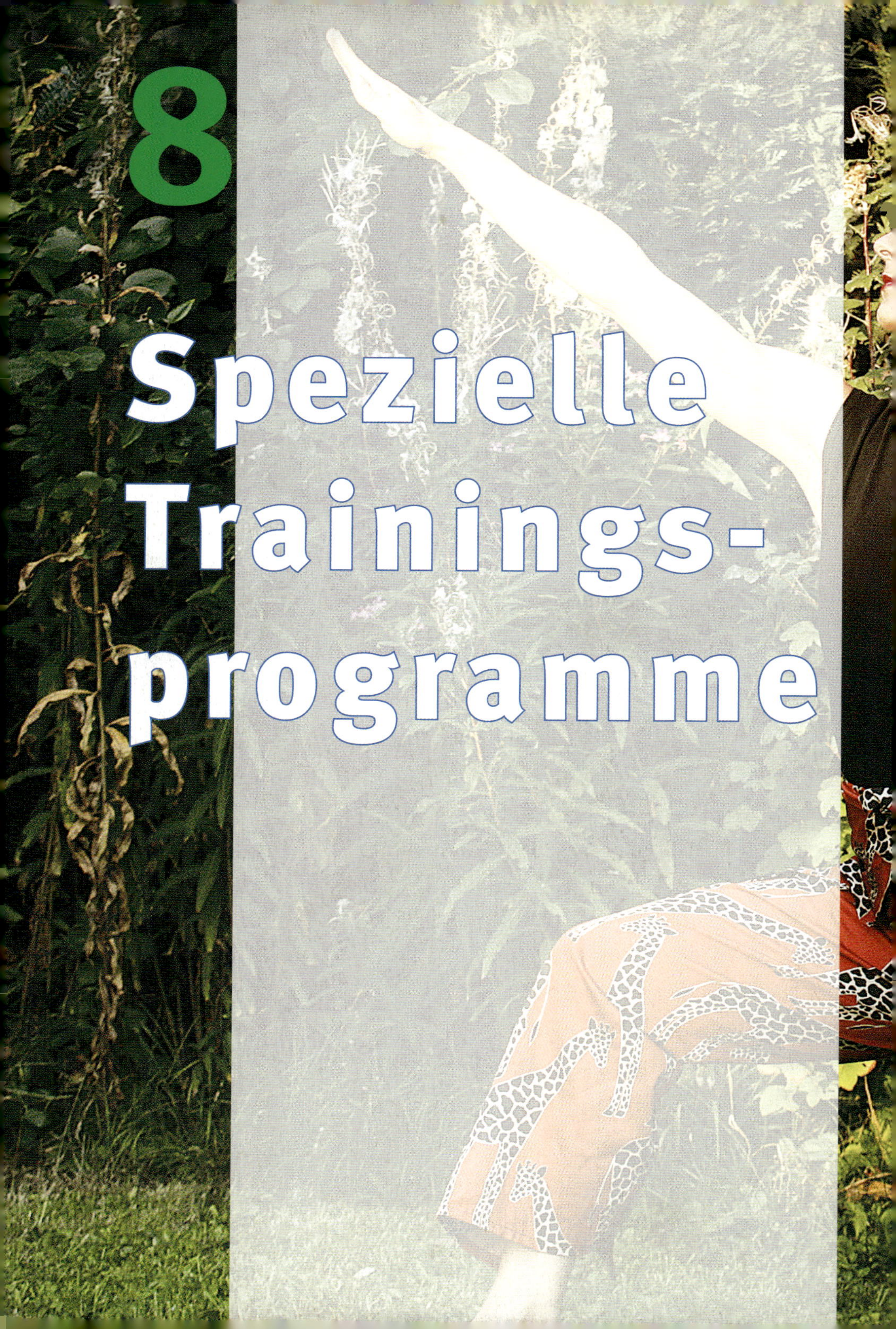

8 Spezielle Trainings-programme

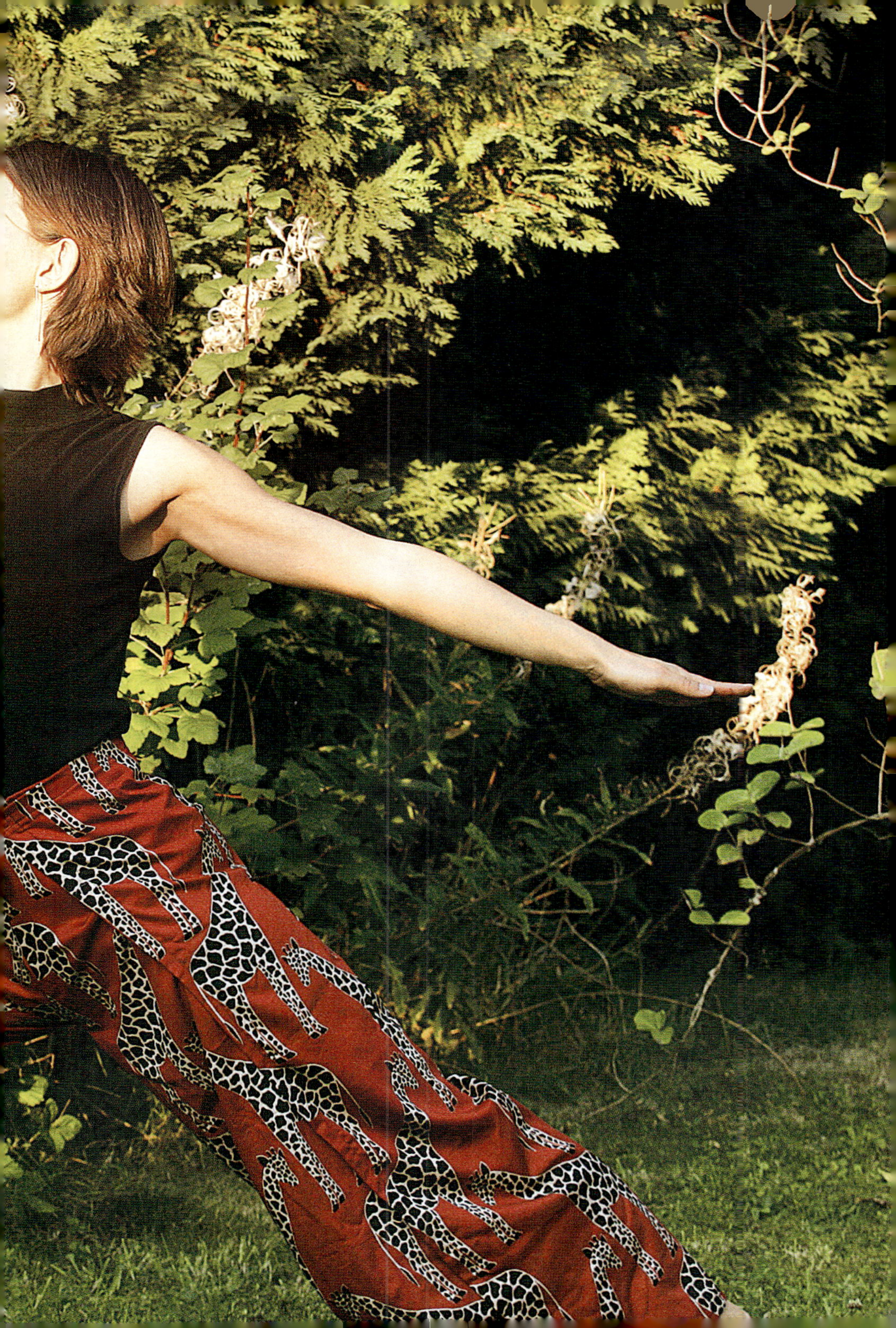

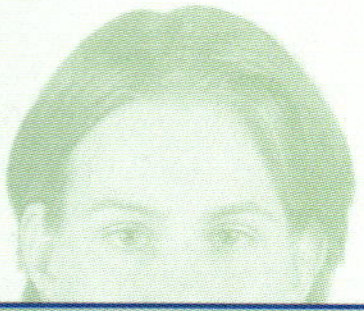

Die folgenden Trainingsprogramme bestehen aus fünf verschiedenen Yogastunden für spezielle Ziele und Wünsche:

1. Morgenprogramm – für einen energiereichen Start in den Tag

In diesem Programm stehen aktivierende Atem- und Kraftübungen auf dem Plan. Entspannungsanteile sind bewusst kurz gehalten.

2. Abendprogramm – Entspannung und Regeneration

Hier geht es darum, verbrauchte Energien wiederzuerlangen und sich nach einem anstrengenden Tag zu erholen.

3. Rückenprogramm – für einen starken Rücken

Entlastungsübungen lassen strapazierte Rückenmuskeln entspannen, um sie anschließend für die nächsten Belastungen im Alltag fit zu machen.

4. Kurzprogramm für zu Hause

Wenn Sie einmal nicht so viel Zeit erübrigen können, aber trotzdem nicht auf Ihre Yogapraxis verzichten möchten.

5. Kurzprogramm fürs Büro

Wenn Sie eine Pause brauchen von der Schreibtischhaltung und den Kopf wieder freibekommen möchten, ist dieser Plan das Richtige für Sie.

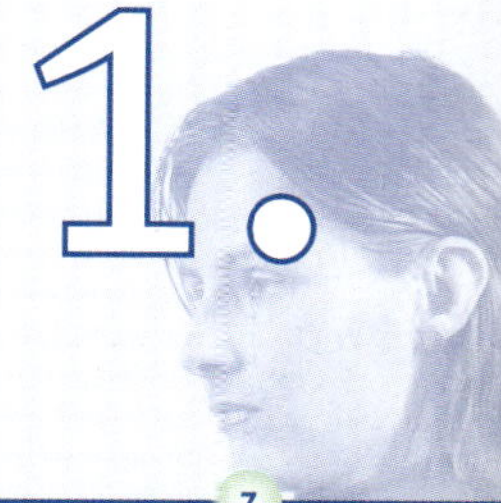

Morgenprogramm – für einen energiereichen Start in den Tag

Führen Sie die Atemübungen im Stand und möglichst an der frischen Luft durch.

1 Die Lunge aktivieren S. 25

2 Gorilla S. 26

7 Berghaltung S. 49

36 Bewusstes Atmen im Stand S. 118

3 Feueratmung S.27

9 Brustkorböffnung S. 50

11 Kleine Selbstmassage S. 52

10 Energieübung S. 51

19 Welle S. 63f

5 Sonnengruß S. 32/33

23 Fisch S. 77

25 Schiefe Ebene S. 83

42 Bauchentspannungslage S. 125

26 Kobra S. 86

41 Stellung des Kindes S. 124

30 Drehsitz, leichte Variation S. 99

33 Baum S. 106

36 Bewusstes Atmen im Sitzen S. 118

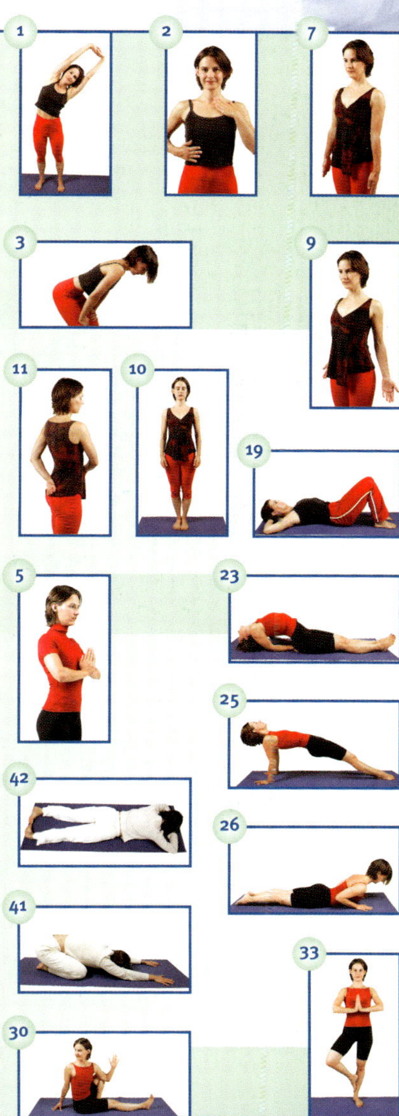

2. Abendprogramm – Entspannung und Regeneration

44 Anfangsentspannung S. 128
36 Bewusstes Atmen S. 118
4 Wechselatmung S. 28
14 Knie zur Brust S. 55
17 Drehhaltung S. 58
6 Augenübungen + Variation 1 S.46/47
39 Rückenentspannungslage S. 120
8 Schulterentspannung S. 50
11 Kleine Selbstmassage S. 52
5 Sonnengruß S. 32/33
20 Schulterstand S. 69
21 Pflug S. 72
24 Vorwärtsbeuge mit Kissen S. 80/81
25 Schiefe Ebene Variation Tisch S. 85
42 Bauchentspannungslage S. 125
26 Kobra S. 86
41 Stellung des Kindes S. 124
30 Drehsitz, leichte Variation S. 99
32 Stehende Vorwärtsbeuge mit Stuhl S. 103
43 Gähnübung S. 126
45 Endentspannung S. 130 **oder**
46 Atemmeditation in Rückenlage S. 138

44
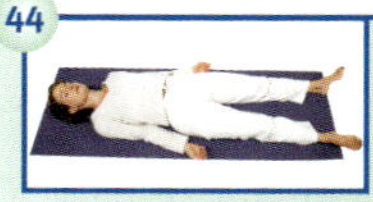
4
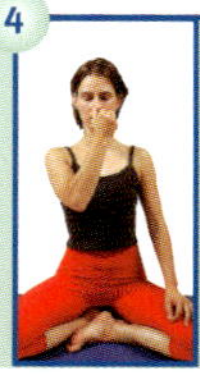
14
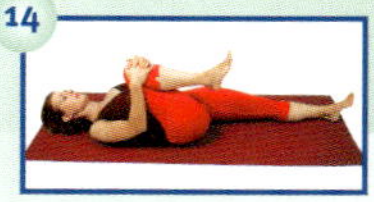
17
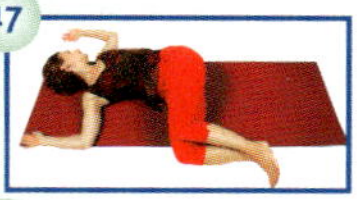
6
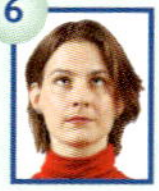
39
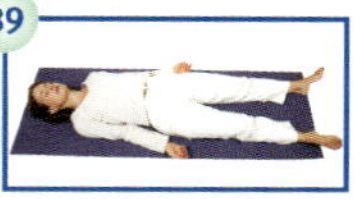
8
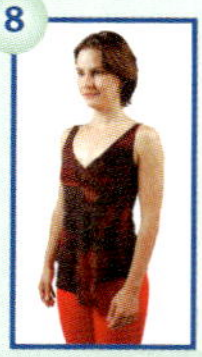
11
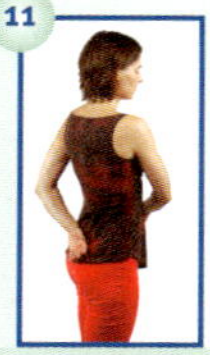
5
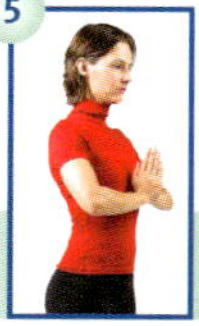
20
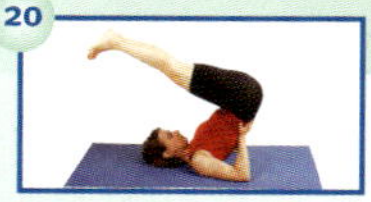
21
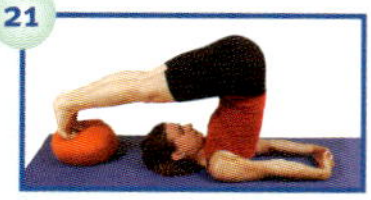
24
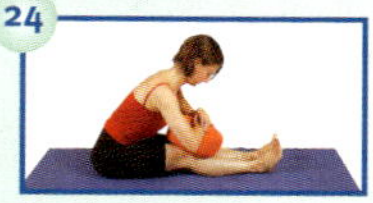
25
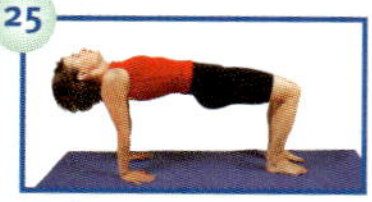
42
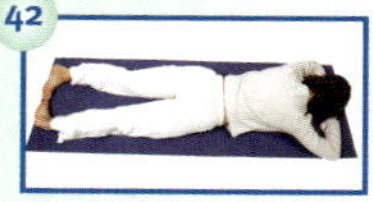
26
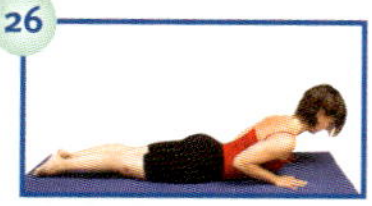
41
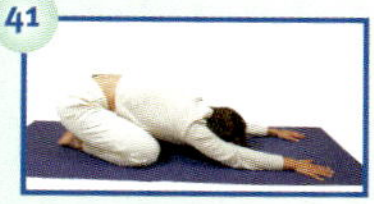
30
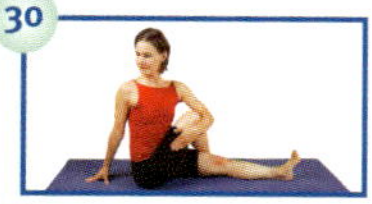
43
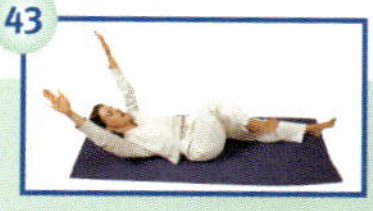
32
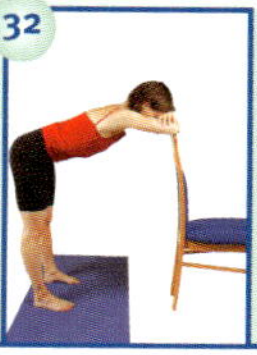
45
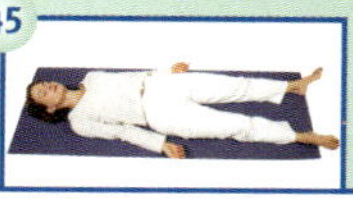

Rückenprogramm – für einen starken Rücken

44 Anfangsentspannung S. 128

36 Bewusstes Atmen S. 118

17 Drehhaltung S. 58

18 Bauchübungen S. 60/61

11 Kleine Selbstmassage S. 52

39 Rückenentspannungslage S. 120

5 Sonnengruß S. 32/33

20 Schulterstand evtl. Variation diagonal oder mit Kissen S. 70/71

23 Fisch, evtl. Variation mit Kissen S. 77-79

39 Rückenentspannungslage S. 120

24 Vorwärtsbeuge evtl. mit Kissen S. 80/81

25 Schiefe Ebene S. 83

42 Bauchentspannungslage S. 125

26 Kobra S. 86

27 halbe Heuschrecke S. 88/89

42 Bauchentspannungslage S. 125

27 Variation Vogel S. 91

41 Stellung des Kindes S. 124

30 Drehsitz, leichte Variation S. 99

28 Katze mit Bein S. 93

34 Standwaage S. 109

35 Dreieck S. 111

45 Endentspannung S. 130

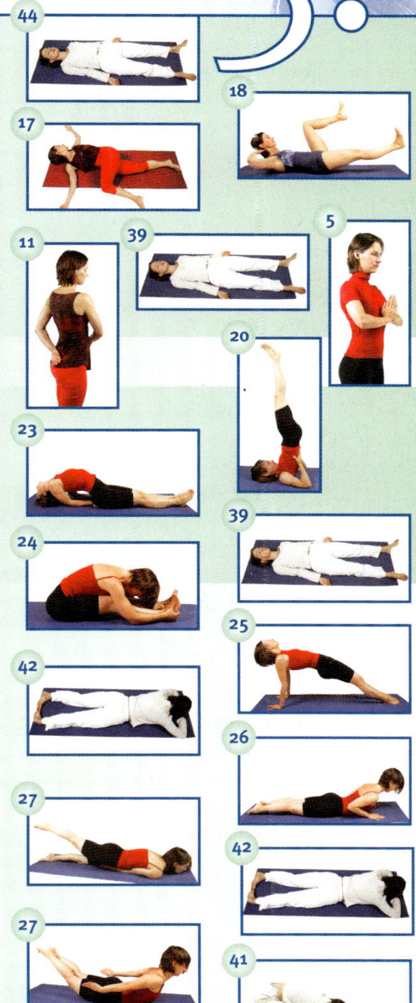

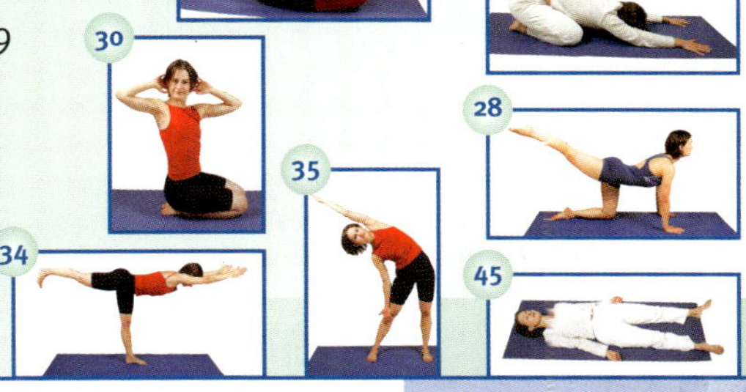

4. Kurzprogramm für zu Hause

5 Sonnengruß S. 32/33

20 Schulterstand S. 69

23 Fisch S. 77

39 Rückenentspannungslage S. 120

24 Vorwärtsbeuge S. 80

42 Bauchentspannungslage S. 125

26 Kobra S. 86/87

41 Stellung des Kindes S. 124

30 Drehsitz S. 99

45 Endentspannung S. 130

5

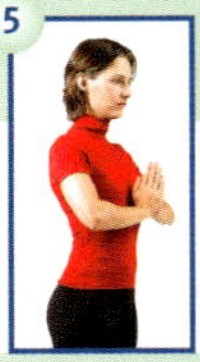

20

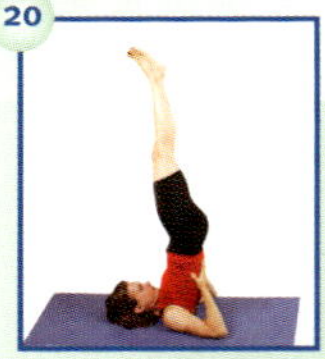

23

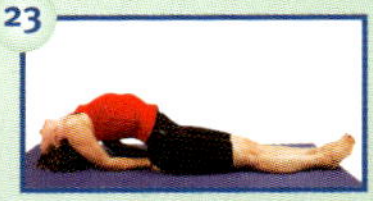

39

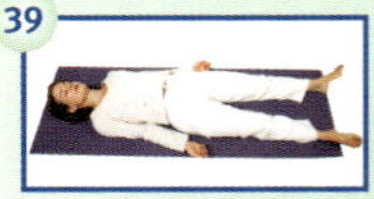

24

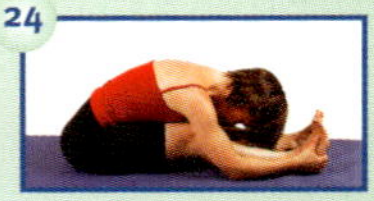

42

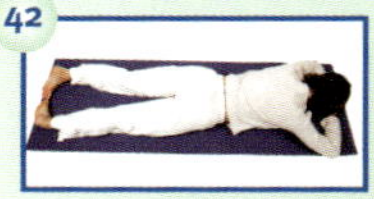

26

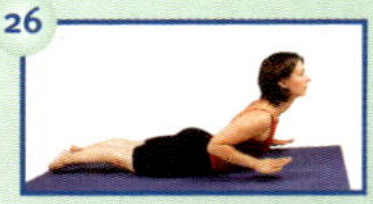

41

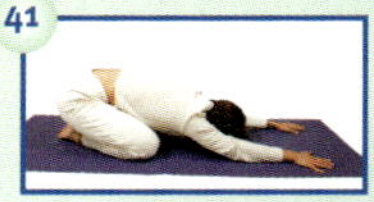

30

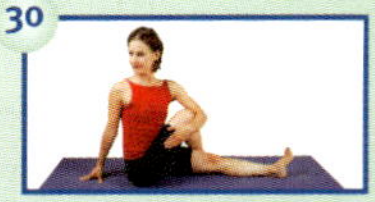

45

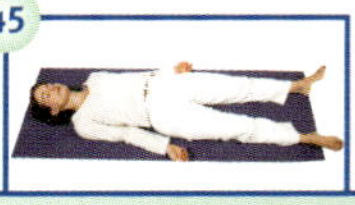

Kurzprogramm fürs Büro

1 Lunge aktivieren S. 25

4 Wechselatmung S. 28

6 Augenübungen S. 46/47

8 Schulterentspannung S. 50

9 Brustkorböffnung S. 50

10 Energieübung S. 51

11 Kleine Selbstmassage S. 52

12 Beweglicher Hals S. 53

13 Aufrechte Kopfhaltung S. 54

32 Vorwärtsbeuge mit Stuhl S. 103

30 Drehsitz S.97ff

41 Stellung des Kindes S. 124

35 Dreieck S. 111

36 Bewusstes Atmen S. 118

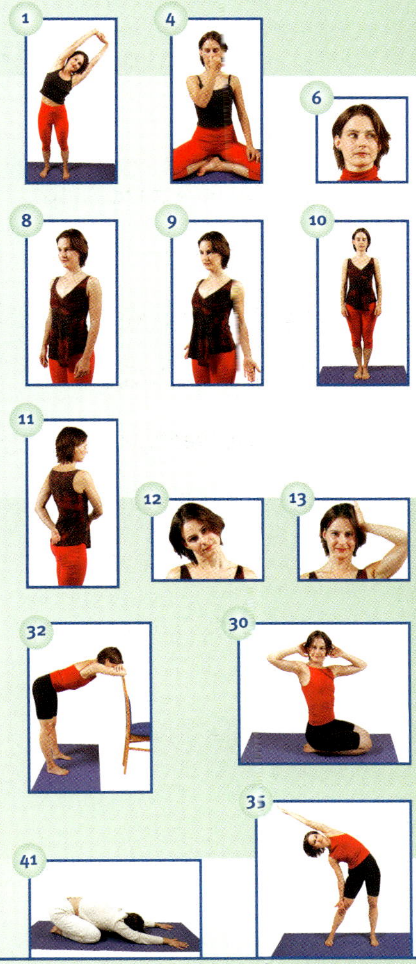

Register

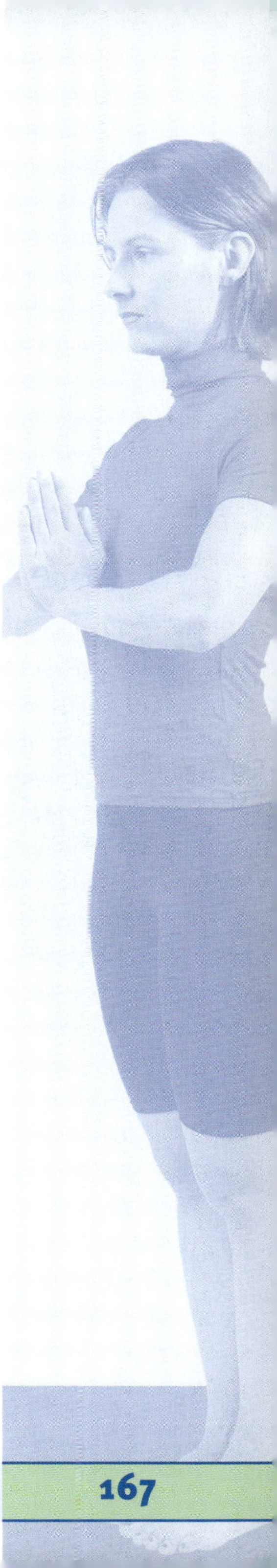

Literatur

Bittleston, J. (2003). *Geheime Künste Yoga*. Köln: Evergreen.

Iding, D. & Kaiser, K. (2005). *Business-Yoga*. München: Knaur.

Jordan, A. & Schwichtenberg, M. (2005). *Kräftigen und Dehnen* (2. überarbeitete Auflage). Aachen: Meyer & Meyer.

Schwichtenberg, M. & Jordan, A. (2004). *Körperwahrnehmung und Entspannung*. Aachen: Meyer & Meyer.

Schwichtenberg, M. (2006). *Gesunde Gelenke*. Aachen: Meyer & Meyer.

Trökes, A. (2000). *Das große Yogabuch*. München: Gräfe und Unzer.

Lark, L. (2004). *Yoga für Kids*. Bindlach: Gondrom.

Bretz, S. (2003). *Das Yoga Vidya Asana-Buch*. Oberlahr: Yoga Vidya Verlag.

Bund der Yoga Vidya Lehrer (2003). *Yogalehrerhandbuch* (7. Auflage). Horn-Bad Meinberg: Yoga Vidya Verlag.

Sivananda Yoga Zentrum (2000). *Yoga*. London: Gräfe und Unzer.

Interessante Internetadressen:

www.Business-Yoga-Hannover.de
www.Die-Fitnessberaterin.de
www.Yoga-vidya.de
www.Yoga-vidya-hamburg.de
www.BDY.de
www.yoga-aktuell.de

Bildnachweis

Umschlagfotos: U1 DPA Picture-Alliance, Frankfurt
U4 Rudolf A. Hillebrecht
Fotos Innenteil: Rudolf A. Hillebrecht
Titelgestaltung: Jens Vogelsang, Aachen